系统解剖学实验指导

主 编

任银祥　张　朗

副主编

宋焱峰　景玉宏　王德贵

编 委

（以姓氏拼音排序）

洪建平　景玉宏　刘锐明
刘向文　穆继英　任银祥
邵玉峰　沈　蓉　宋焱峰
王德贵　王江昆　王金玉
解俊樊　杨旭光　尹　洁
张　朗　诸春敏

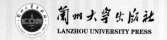

兰州大学出版社
LANZHOU UNIVERSITY PRESS

图书在版编目（ＣＩＰ）数据

系统解剖学实验指导 / 任银祥，张朗主编. -- 兰州：
兰州大学出版社，2024.1
ISBN 978-7-311-06652-9

Ⅰ．①系… Ⅱ．①任… ②张… Ⅲ．①系统解剖学—
实验 Ⅳ．①R322-33

中国国家版本馆CIP数据核字(2024)第043079号

责任编辑　米宝琴　宋　婷
封面设计　琥珀视觉

书　　名　**系统解剖学实验指导**
作　　者　任银祥　张　朗　主编
出版发行　兰州大学出版社　(地址:兰州市天水南路222号　730000)
电　　话　0931-8912613(总编办公室)　0931-8617156(营销中心)
网　　址　http://press.lzu.edu.cn
电子信箱　press@lzu.edu.cn
印　　刷　甘肃发展印刷公司
开　　本　710 mm×1020 mm　1/16
印　　张　12(插页2)
字　　数　215千
版　　次　2024年1月第1版
印　　次　2024年1月第1次印刷
书　　号　ISBN 978-7-311-06652-9
定　　价　42.00元

前　言

　　随着医学教育目标的转变和教学改革的不断深化，提高学生的实践能力和创新意识已成为医学实验教学改革的关键，相应的实验教材建设也要体现思想性、科学性、启发性、适用性，以培养学生的信息收集分析能力、创新意识和实践能力。

　　"系统解剖学"课程实践性较强，授课采用理论和实验相结合的形式，实验课主要是对照人体教学标本、模型、挂图和利用虚拟仿真教学设施等教学设备验证理论课学习的知识以加深理解，迫切需要配套、规范的实验教材指导实践教学，提高学习效果。为此，我们依据教学大纲优化实验教学内容，编写了《系统解剖学实验指导》教材，在保留传统经典实验教学内容的基础上，力求拓宽视野、注重适用，以满足医学学科各专业本科生实验教学的需求，达到提高系统解剖学实验教学质量的目的。

　　本教材按照骨学，关节学，肌学，消化系统，呼吸系统，泌尿系统，生殖系统，腹膜，心血管系统，淋巴系统，视器，前庭蜗器，中枢神经系统，周围神经系统，神经传导路，脊髓和脑的被膜、血管和脑脊液，内分泌系统等十七个章编写，每个章的实验都按教学大纲制定相应的学习目标和实验要求，强调实验重点和难点，详细介绍和描述该部分学习内容所对应的示教标本，重点介绍每个示教标本中应该掌握的结构和知识点，并结合学习内容推介相应的模型和虚拟仿真教学资源。同时，本教材也增加了部分案例分析、思考题和思维导图等。

　　本教材编写过程中，力求以学生为中心，融入新的教学理念，突出科学性、实用性、针对性和互动性，旨在为广大学生提供一本内容翔实、实用性强的实验指导用书，帮助他们更好地掌握解剖学知识和技能，为今后的学习和工作奠定坚实的基础。同时，充分利用课程中使用的人体标本和模型的特殊性，挖掘思政元素，培养学生敬畏生命、救死扶伤、甘于奉献、大爱无疆的价值观和职业精神；并鼓励学生积极参与实验活动及讨论，培养良好的实验素养和团队协作精神。

本教材的编写受到编者所在单位的大力支持及兰州大学教材建设基金的资助，特此感谢。同时对本教材编写过程中，给予我们支持、帮助和指导的诸多同仁表示深深的感谢。受编者能力和学识所限，书中错误和疏漏在所难免，恳请广大读者在使用本教材的过程中，多提宝贵的意见和建议，以便我们进一步完善和改进。

任银祥　张　朗

2024年1月于兰州

CONTENTS

目 录

第一编 运动系统

第二编 内脏系统

第一编　运动系统

第一章 ●───────────────────

骨 学

实验一 骨学总论、躯干骨

一、学习目标

知识目标：概括运动系统的构成，骨的分类与构造，躯干骨的构成；归纳椎骨的一般形态和各部椎骨的主要特征，胸骨和肋骨的结构特点；比较骨的物理性质和化学成分；说出骨的发生、发育和骨的可塑性；了解煅烧骨和脱钙骨。

能力目标：能够摸到自己身体上对应的骨；能够判定胸骨角的位置；具有定位肋间隙的能力；联系临床，能指出对应骨性标志，并分析可能的椎间盘突出；能够分辨肩峰、肩胛冈。

素质、情感价值观目标：加强学生拼搏精神的灌输和培养；医学生科学精神和职业素养的培养；学习中善于发现和钻研精神的培养。

二、实验要求

（1）通过骨标本观察长骨、短骨、扁骨和不规则骨的形态、特点及分布；观察骨密质和骨松质的分布及形态。

（2）观察脱钙骨和煅烧骨的外形并比较其物理特性。

（3）通过椎骨标本观察椎骨的一般形态结构，辨别各部位椎骨形态及结构的异同。

（4）通过肋骨标本观察一般肋骨的形态、结构和分布；观察第一肋的主要结构特征。

（5）通过胸骨标本观察胸骨的形态、结构和分布，理解胸骨角的临床意义。

（6）触摸胸骨角、剑突、第六颈椎横突前结节、第七颈椎棘突、骶角。

三、实验重点和难点

实验重点：骨的分类，骨的构造，椎骨的一般形态、各部椎骨的主要特征，胸骨角。

实验难点：各部椎骨的主要特征。

四、实验方法

观察标本、模型和数字人，观看教学录像，活体触摸骨性标志。

五、实验内容

（一）总论

观察内容：通过全身骨架标本、模型和数字人观察。正常人体有206块骨，其中包括躯干骨51块（椎骨24块、肋24块、胸骨1块、骶骨1块、尾骨1块），颅骨23块（面颅骨15块、脑颅骨8块），四肢骨126块（上肢骨64块、下肢骨62块），听小骨6块。

1. 骨的形态和构造

观察内容：通过全身骨架、骨的构造标本、骨的内部构造标本观察。①骨按照形态可分为4类：长骨、短骨、扁骨和不规则骨，通过股骨、腕骨、髋骨、下颌骨等分别观察上述4种骨的特点。②通过骨的截面标本观察骨密质、骨松质和骨髓腔。③通过湿骨标本观察骨膜及骨髓，骨膜富有神经和血管，骨松质和骨髓腔内充填有骨髓（红骨髓或黄骨髓）。

2. 骨的物理性质和化学成分

观察内容：通过脱钙骨和煅烧骨观察。骨的化学成分包括有机质和无机质，有机质使骨具有弹性和韧性，无机质使骨具有一定的硬度。脱钙骨是去除了无机质的骨，柔软有弹性，易变形。煅烧骨是去除了有机质的骨，具有原骨的形态，但脆而易碎。

（二）躯干骨（bones of the trunk）

观察内容：通过全身骨架、游离躯干骨标本、数字人解剖系统观察。躯干骨共51块，其中包括椎骨26块（颈椎7块、胸椎12块、腰椎5块、骶骨和尾骨各1块），肋24块，胸骨1块。

1. 椎骨（vertebrae）

观察内容：通过脊柱标本、椎骨标本观察。①椎骨由椎体和椎弓组成，椎体（短圆柱形）在前、椎弓在后；椎体与椎弓之间围成椎孔，全部椎骨的椎孔串联在一起形成椎管。②椎弓与椎体相连接的部分称椎弓根，其上、下分别有椎上切迹和椎下切迹，相邻的椎下切迹和椎上切迹围成椎间孔。③椎弓板表面共发出7个突起，包括2个横突、2个上关节突、2个下关节突和1个棘突。各部位椎骨具有不同的形态特点（表1-1）。

表1-1　各部位椎骨的特点

项 目	颈 椎	胸 椎	腰 椎
椎体	较小、呈鞍形	较大、呈心形	大、呈肾形
椎孔	大、呈三角形	小、呈圆形	呈三角形
棘突	短、末端分叉、水平方向	长、圆索状、斜向后下方	板状、水平方向
关节突、关节面	水平位	冠状位	矢状位
特有结构	横突孔	肋凹	副突、乳突

（1）颈椎（cervical vertebrae）

颈椎的椎体较小呈鞍形，椎孔较大呈三角形；横突根部有横突孔；第2~6颈椎棘突末端分叉。特殊的颈椎：①寰椎（第1颈椎），呈环形，由前、后弓和侧块构成，前弓正中后部有齿突凹。②枢椎（第2颈椎），椎体向上伸出一个突起称齿突，与寰椎齿突凹构成寰枢关节。③隆椎（第7颈椎），棘突特别长，低头时易触及，常作为计数椎骨的标志。

（2）胸椎（thoracic vertebrae）

胸椎的椎体较大呈心形，有上、下肋凹和横突肋凹，分别与肋头和肋结节相关节；椎孔较小呈圆形；棘突较长，呈叠瓦状斜伸向后下方。

（3）腰椎（lumbar vertebrae）

腰椎的椎体较大，呈肾形；椎孔较大，呈三角形；棘突宽大，近似板状，矢状位伸向后方，腰椎棘突间隙较大，临床可经此做腰椎穿刺。

各部位椎骨特点歌诀[1]

颈椎体小棘分叉，横突有孔通上下；

胸椎棘突长而斜，两侧肋凹构关节；

腰椎体大形如肾，棘突如板水平伸。

---

2. 骶骨（sacral bone）

观察内容：通过骨盆、骶骨标本和模型观察。成人骶骨由5块骶椎融合而成，盆面略凹较光滑，背面粗糙，前、后分别有4对骶前孔和骶后孔；上方较宽为骶骨底，其前缘向前突出称为骶骨岬；下方较窄称为骶骨尖，与尾骨相接；两侧有耳状面，与髋骨的耳状面构成骶髂关节。骶骨内有一纵行的管道称为骶管，向下开口于骶管裂孔，其两侧有明显的骶角，临床可作为骶管麻醉的定位标志。

3. 胸骨（sternum）

观察内容：通过胸骨标本观察。胸骨属扁骨，由胸骨柄、胸骨体和剑突3个部分组成；胸骨柄上缘中部有颈静脉切迹，外侧有锁切迹。胸骨柄、体相连处稍向前凸称胸骨角，其两侧与第2肋相连，可作为计数肋的标志。剑突窄而薄，末端游离。

4. 肋（ribs）

观察内容：通过全身骨架、游离肋骨标本观察。肋包括肋骨和其相应的肋软骨两部分，共12对。肋骨较细长且弯曲，分为肋头、肋颈和肋体。肋头位于后端较膨大，与胸椎的肋凹相关节；肋颈较细，外侧隆起为肋结节，与胸椎横突肋凹相关节；肋体前端借肋软骨与胸骨相连，其内面近下缘处有肋沟。观察肋时注意区分真肋、假肋和浮肋。

安德烈·维萨里（AndreasVesalius，1514—1564）是比利时著名的医生与解剖学家，也是近代解剖学的创始人。他于1543年出版了

---

[1] 本书所收集的解剖口诀多源自医学同仁们口口相传，无法确定其出处，特此说明。

《人体的构造》一书，通过许多解剖图，按骨骼、肌腱、神经等系统详细解读了人体结构。他精通古罗马医学家盖伦的著作，但又不拘泥于书本的知识，经常通过亲自解剖来观察人体构造，重视理论联系实际。有兴趣的同学可以课后查阅相关资料，了解维萨里生平事迹，拓展知识面。

六、案例分析

患者某，男性，40岁，因车祸受伤，伤后胸背部疼痛剧烈，查体见胸背部有明显肿胀和压痛，并出现后突畸形；下半身感觉丧失且运动功能障碍。X线检查示第11胸椎骨折。请问：①椎骨按照形态和部位，分别属于哪一类骨？②该患者为何会出现下半身感觉丧失和运动功能障碍？

七、思考题

（1）试述骨的形态分类和构造。

（2）试述椎骨的一般形态结构，并比较各部位椎骨有何特点？

（3）试述如何在活体上确定椎骨和肋的序数？

（4）哪些部位可以进行骨髓穿刺，为什么？

实验二 颅 骨

一、学习目标

知识目标：概括脑颅骨和面颅骨的组成，下颌骨的形态特点；归纳颅底内、外面的主要形态结构，眶与骨性鼻腔的形态结构，鼻旁窦位置及开口部位，颅囟的位置；说出颅顶面、侧面和后面观的主要形态结构；了解各分离颅骨的分布，眶与骨性鼻腔的组成，新生儿颅的特征。

能力目标：能够摸到自己身体上枕外隆突、乳突、外耳门、颧弓、眶缘、眉弓、下颌角、舌骨等的位置；能够在标本上确认前、后囟的形态和位置，并比较其与成人颅的差别。

素质、情感价值观目标：加强学生拼搏精神的灌输和培养；医学生科学精神和职业素养的培养；学习中善于发现和钻研精神的培养。

二、实验要求

（1）通过分离颅骨标本观察每个颅骨的形态和位置，重点观察蝶骨、筛骨、颞骨、上颌骨、下颌骨的分布及各部的主要结构。

（2）通过颅骨标本观察颅顶面观及颅后面观的主要结构。

（3）通过颅底内面观标本观察颅底内面，区分颅前、中、后窝，查看各窝的重要结构及孔裂，了解其中穿行的结构。

（4）通过颅底外面观标本观察颅底外面和颅侧面的主要结构；通过颅骨矢状切标本观察颞窝、颞下窝、翼腭窝的位置及其相互关系，探查翼腭窝的交通。

（5）通过颅骨标本观察眶的形态、构成及其内的结构，骨性鼻腔的形态、构成及鼻腔外侧壁的结构。

（6）通过颅骨（示鼻旁窦）标本观察额窦、蝶窦、筛窦、上颌窦的位置、形态及各窦开口部位。

（7）通过新生儿颅标本观察新生儿颅的特征，确认前、后囟的形态和位置，并比较其与成人颅的差别。

（8）触摸枕外隆突、乳突、颧弓、外耳门、眶缘、眉弓、下颌角、舌骨。

三、实验重点和难点

实验重点：颅的整体观，鼻旁窦。

实验难点：分离颅骨，颅底内面观。

四、实验方法

观察标本、模型和数字人，观看教学录像，活体触摸骨形标志。

五、实验内容

（一）脑颅骨（brain skull）

观察内容：通过颅骨整体观、分离颅骨标本、模型和数字人解剖系统观察。脑颅骨共有8块（额骨、枕骨、蝶骨和筛骨各1块，顶骨和颞骨各2块），位于颅的后上部，围成颅腔，容纳脑。

1. 额骨

观察内容：额骨位于颅的前上部，分为额鳞、眶部和鼻部，内有空腔称额窦。

2. 枕骨

观察内容：枕骨位于颅的后下部，枕骨大孔侧部有枕髁。

3. 筛骨

观察内容：筛骨冠状面呈"巾"字形，两侧为筛骨迷路，中间为筛板，筛板向下延伸为垂直板，参与构成鼻中隔。筛骨内有空腔称筛窦。

4. 蝶骨

观察内容：蝶骨位于颅底中央，形似蝴蝶，蝶骨内有空腔称蝶窦。

5. 顶骨

观察内容：顶骨左右各一，位于颅盖中部，呈四边形。

6. 颞骨

观察内容：颞骨左右各一，位于颅的侧面，属不规则骨，以外耳门为中心可分为鳞部、鼓部、岩部和乳突部。

（二）面颅骨（facial skull）

观察内容：通过颅骨整体观、分离颅骨、颅骨水平切面及矢状切面标本和数字人解剖系统观察。面颅骨共有15块（上颌骨、腭骨、颧骨、鼻骨、泪骨和下鼻甲各2块，犁骨、舌骨和下颌骨各1块），位于颅的前下部，构成面部支架，容纳视器、嗅器和味觉器官。

1. 上颌骨

观察内容：上颌骨位于颜面的中央部，分为1体4突。1体为上颌体（其内有空腔称上颌窦），4突为颧突、额突、腭突和牙槽突。

2. 鼻骨

观察内容：鼻骨位于上颌骨的内上方，形成鼻背。

3. 颧骨

观察内容：颧骨位于上颌骨的外上方，参与形成面的颧部。

4. 泪骨

观察内容：泪骨位于眶内侧壁前部，与上颌骨眶突共同构成泪囊窝。

5. 下鼻甲

观察内容：下鼻甲位于上颌体和腭骨垂直板鼻面的卷曲小骨片。

6. 腭骨

观察内容：腭骨位于上颌骨的后方，略呈"L"形，分为水平部和垂直部。

7. 犁骨

观察内容：犁骨位于鼻腔正中，参与构成鼻中隔。

8. 下颌骨

观察内容：下颌骨位于面部下方，呈蹄铁形，分为下颌体和下颌支，体和支相交处称为下颌角。下颌支前方的突起为冠突，后方的突起为髁突，髁突上端膨大称下颌头，下端缩细称下颌颈。

9. 舌骨

观察内容：舌骨位于喉上方，呈蹄铁形。

（三）颅的整体观

1. *颅的顶面观*

观察内容：颅顶各骨间以缝相连，顶骨与额骨间为冠状缝，左右顶骨间为矢状缝，顶骨与枕骨间为人字缝。

2. *颅的侧面观*

观察内容：颅的侧面中部为外耳门，其向前的突起为颧弓，颧弓将颅的侧面分为上方的颞窝和下方的颞下窝。颞窝内顶骨、额骨、蝶骨和颞骨四骨会合处，常形成"H"形的缝，称为"翼点"，此处骨质菲薄，其内有脑膜中动脉通过，翼点骨折易损伤脑膜中动脉而引起颅内出血；颞下窝内有三角形裂隙，其深部为翼腭窝，此窝可通向颅腔、眶腔、鼻腔和口腔。

3. 颅的前面观

观察内容：颅的前面中部有梨状孔，其外上方为眶，眶上方为眉弓；梨状孔为骨性鼻腔的开口；骨性鼻腔周围有4对鼻旁窦。

（1）眶：位于梨状孔外上方，为四面椎体形的腔，其内容纳眼球及其附属结构。

（2）骨性鼻腔：位于面颅中央，正中有骨鼻中隔将其分为左、右两部分，前方开口称梨状孔，后方开口称鼻后孔。鼻腔外侧壁自上而下有3个突起，分别为上鼻甲、中鼻甲和下鼻甲，各鼻甲下方有对应的上、中、下鼻道。

（3）鼻旁窦：包括额窦、蝶窦、筛窦和上颌窦。上颌窦、额窦及筛窦的前群、中群均开口于中鼻道，筛窦的后群开口于上鼻道，蝶窦开口于蝶筛隐窝。

鼻旁窦开口歌诀

中道额窦上颌窦，筛窦前群莫丢下；

筛窦后群上鼻道，蝶窦隐窝只有它。

---

4. 颅底内面观

观察内容：颅底内面由前向后分为颅前窝、颅中窝和颅后窝。

（1）颅前窝：正中有向上突起为鸡冠。

（2）颅中窝：中央为蝶鞍，正中有垂体窝，垂体窝两侧由前向后依次有眶上裂、圆孔、卵圆孔和棘孔；蝶骨体后外方有破裂孔。

（3）颅后窝：中央为枕骨大孔，其后上方有一"十"字形隆起称枕内隆凸；枕内隆凸向两侧有横窦沟，此沟弯向下前称乙状窦沟，经颈静脉孔出颅；颅后窝前外侧与外耳道方向一致处有内耳门，通内耳道。

5. 颅底外面观

观察内容：颅底外面后部正中为枕骨大孔，其两侧隆起为枕髁，髁的前外侧有舌下神经管外口和颈静脉孔；茎突前外侧有下颌窝；颅底前部中央为骨腭，其后方为鼻后孔；颅底外面后部正中突起为枕外隆凸。

六、案例分析

患者某，男性，36岁，不慎从高3 m的阳台跌落，左侧头部着地，昏迷5 min后清醒，诉头疼，呕吐2次，急诊送医院检查神志清楚，头部CT示左侧顶颞骨凹陷性骨折并伴有硬膜外血肿。请问：①顶骨和颞骨属于哪部分颅骨？②该患者可能损伤了什么血管导致颅内出血？

七、思考题

（1）试述脑颅骨和面颅骨的名称及位置。

（2）在活体上确定翼点的位置，并说明其有何临床意义？

（3）试述颅底内面有哪些管、孔和裂，其中各有什么结构穿行？

实验三 四肢骨

一、学习目标

知识目标：归纳锁骨、肩胛骨、肱骨、尺骨、桡骨、股骨、胫骨、腓骨的形态特点；阐述上肢骨的组成，腕骨、掌骨、指骨的组成及排列；阐述下肢骨的组成，跗骨的组成和排列；了解腕骨、掌骨和指骨的形态特点。

能力目标：能够在标本上辨别下肢骨的骨性标志；能够在活体上触摸到鹰嘴、肱骨内上髁和外上髁，能够判断肘部三角；能够触摸到胫骨内踝，腓骨外踝。

素质、情感价值观目标：加强学生拼搏精神的灌输和培养；医学生科学精神和职业素养的培养；学习中善于发现和钻研精神的培养。

二、实验要求

（1）通过全身骨架、上肢骨标本观察锁骨、肩胛骨、肱骨、尺骨、桡骨的形态、位置和主要结构。

（2）在上肢骨标本上辨认以下骨性标志：肩胛骨下角、肩胛冈、肩峰、肱骨内外上髁、尺骨鹰嘴、桡骨茎突、尺骨茎突、手舟骨和豌豆骨。

（3）通过手骨标本观察腕骨、掌骨和指骨的形态特点及腕骨的排列。

（4）通过全身骨架、下肢骨标本观察髋骨、股骨、胫骨、腓骨的形态、位置和主要结构。

（5）在下肢骨标本上辨认以下骨性标志：髂嵴、髂前上棘、髂后上棘、耻骨结节、坐骨结节、股骨大转子、胫骨粗隆、胫骨前缘、腓骨头、内踝、外踝和跟结节。

（6）通过足骨标本观察足骨的构成及排列，了解跗骨、趾骨的形态和邻接关系。

（7）活体触摸上、下肢的骨性标志。

三、实验重点

肱骨、桡骨、尺骨的位置及形态，髋骨（髂骨、坐骨、耻骨）的位置及形态。

四、实验方法

观察标本、模型和数字人，观看教学录像，活体触摸骨性标志。

五、实验内容

(一) 上肢骨 (bones of upper limb)

观察内容：通过完整骨架、上肢骨标本和数字人解剖系统观察。上肢骨每侧有32块，共64块，分为上肢带骨和自由上肢骨两个部分。单侧上肢带骨包括锁骨1块、肩胛骨1块，自由上肢骨包括肱骨1块、桡骨1块、尺骨1块、手骨27块（腕骨8块、掌骨5块、指骨14块）。

1. 锁骨 (clavicle)

观察内容：通过锁骨标本观察。锁骨为"～"形长骨，内侧2/3凸向前，外侧1/3凸向后；内侧端粗大为胸骨端，外侧端扁平为肩峰端。

2. 肩胛骨 (scapula)

观察内容：通过肩胛骨标本观察。肩胛骨位于背部外上方，为三角形扁骨，可分为三个缘（内侧缘、外侧缘和上缘）、三个角（上角、下角和外侧角）和两个面（腹侧面和背侧面）。上缘外侧有肩胛切迹和喙突。肩胛骨上角平第2肋，下角平第7肋；外侧角膨大有关节盂，与肱骨头相关节。腹侧面为一大而浅的肩胛下窝；背侧面有一横嵴为肩胛冈，其外侧端扁平称肩峰，肩胛冈上、下方的凹陷分别为冈上窝和冈下窝。

3. 肱骨 (humerus)

观察内容：通过肱骨标本观察。肱骨位于上臂，属长骨，分一体两端。上端膨大为肱骨头，呈半球形，肱骨头周围稍细为解剖颈，其外侧和前方分别有隆起的大结节和小结节，二者之间称结节间沟；肱骨上端与肱骨体交界处称外科颈。肱骨体外侧有粗糙的三角肌粗隆，体的后外侧有桡神经沟。肱骨下端内、外侧分别有突起的内上髁和外上髁，内上髁后方有一浅沟为尺神经沟；肱骨下端内侧为肱骨滑车，外侧为肱骨小头；滑车和小头的前上方各有一窝，称冠突窝和桡窝；肱骨滑车后上方有鹰嘴窝。

4. 尺骨 (ulna)

观察内容：通过尺骨标本观察。尺骨位于前臂内侧，属长骨，分一体两端。上端较粗大，有半月形的关节面为滑车切迹，其前、后方各有一突起，分别称冠突和鹰嘴；冠突外侧的关节面为桡切迹。尺骨下端称尺骨头，其后内侧向下突起称尺骨茎突。

5. 桡骨（radius）

观察内容：通过桡骨标本观察。桡骨位于前臂外侧，属长骨，分一体两端。上端为桡骨头，其上有关节凹，头周围有环状关节面；下方缩细部分称桡骨颈，其下方向前内侧隆起为桡骨粗隆。桡骨下端内侧有尺切迹，外侧向下突出为桡骨茎突，下面有腕关节面。

6. 手骨（hand bone）

观察内容：通过手骨标本观察。单侧手骨包括腕骨8块、掌骨5块和指骨14块。

（1）腕骨：属短骨，排成两列，每列4块，由桡侧向尺侧，近侧列依次为手舟骨、月骨、三角骨和豌豆骨，远侧列依次为大多角骨、小多角骨、头状骨和钩骨。手舟骨、月骨和三角骨共同形成椭圆形的关节面，与桡骨下端的腕关节面相关节。

（2）掌骨：属长骨，由桡侧向尺侧依次为第1~5掌骨。

（3）指骨：属长骨，除拇指为2节外，其余均为3节，由近侧至远侧依次为近节、中节和远节指骨。

手骨歌诀

舟月三角豆，大小头钩骨；

掌骨底体头，指骨近中远。

（二）下肢骨（bones of lower limb）

观察内容：通过完整骨架、下肢骨标本和数字人解剖系统观察。下肢骨每侧31块，共62块，可分为下肢带骨和自由下肢骨两部分。单侧下肢带骨为髋骨，自由下肢骨为股骨1块、髌骨1块、胫骨1块、腓骨1块、足骨26块（跗骨7块、跖骨5块、趾骨14块）。

1. 髋骨（hip bone）

观察内容：通过骨盆和髋骨标本观察。髋骨是不规则形的扁骨，由髂骨、坐骨和耻骨融合而成，融合处在髋骨外侧有一大而圆的深窝为髋臼，髋臼下方的大孔为闭孔。

（1）髂骨：位于髋骨上部，分为髂骨体和髂骨翼两部分。髂骨体构成髋臼上部。髂骨翼内面为髂窝，其下后方为弓状线，上后方为耳状面；髂骨翼上缘肥厚为髂嵴，其前、后端的突起分别称髂前上棘和髂后上棘，它们的下方各有一突起，分别称髂前下棘和髂后下棘。

（2）坐骨：位于髋骨的后下部，分为坐骨体和坐骨支两部分。坐骨体构成髋臼后下部；坐骨体后缘有尖锐突起为坐骨棘，其上、下方分别有坐骨大切迹和坐骨小切迹。坐骨支下端粗大为坐骨结节。

（3）耻骨：位于髋骨的前下部，分为耻骨体和上、下两个耻骨支。耻骨体构成髋臼的前下部。耻骨上支的上缘为耻骨梳，末端隆起为耻骨结节；耻骨上、下支移行处内侧面粗糙，称耻骨联合面。

2. 股骨（femur）

观察内容：通过股骨标本观察。股骨位于大腿部，属长骨，有一体两端。上端有半球状的股骨头，内有一小凹为股骨头凹；股骨头外下方较细的部分称股骨颈；颈与体交界处有两个隆起，外侧为大转子，内侧为小转子。股骨体前面光滑，后面有粗糙隆起称臀肌粗隆。股骨下端向后方的膨大分别为内侧髁和外侧髁，二者之间为髁间窝。

3. 髌骨（patella）

观察内容：通过髌骨标本观察。髌骨位于膝关节前方、股四头肌腱内，属籽骨。

4. 胫骨（tibia）

观察内容：通过胫骨标本观察。胫骨位于小腿内侧，属长骨，有一体两端。上端膨大向两侧突出，分别为内侧髁和外侧髁，二者之间隆起称髁间隆起；外侧髁外下后方有关节面与腓骨相关节。胫骨体呈三棱柱形，前面有胫骨粗隆。胫骨下端下面有关节面，内侧向下突起为内踝。

5. 腓骨（fibula）

观察内容：通过腓骨标本观察。腓骨位于小腿外侧，属长骨，有一体两端。腓骨较细长，上端略膨大为腓骨头，其下方变细为腓骨颈，下端膨大为外踝，外踝内侧有关节面与胫骨相关节。

6. 足骨（pedis）

观察内容：通过足骨标本观察。每侧足骨包括跗骨7块、跖骨5块和趾骨14块。

（1）跗骨：属于短骨，分别为距骨、跟骨、足舟骨、骰骨、内侧楔骨、中间楔骨和外侧楔骨。距骨上方有距骨滑车，与胫、腓骨下端相关节。跟骨后端隆突为跟结节。

（2）跖骨：属于长骨，由内向外依次为第1~5跖骨。

（3）趾骨：属于长骨，除姆趾为2节外，其余均为3节。

跗骨歌诀

内中外楔骰内舟，上距下跟后出头。

威廉·康拉德·伦琴（Wilhelm Röntgen，1845—1923），德国物理学家，因为发现了X射线获得诺贝尔物理学奖。他给克鲁克斯高度真空管通高压电流时看到阴极射线，电子碰到管壁发出蓝白色的荧光，同时还发现玻璃管外也有荧光，于是产生疑问，这也许是一种肉眼不可见的未知射线；只有真正细心工作、踏实认真的人才能注意到这种细微的变化并进一步去探索。为了仔细研究，伦琴把床也搬进了实验室，整整7个星期，伦琴埋首研究"X射线"。伦琴将他的发现免费提供给人们用于研究与使用，极大地促进了相关研究的进展。X射线开创了影像技术的先河，为人类利用X射线诊断与治疗疾病开拓了新途径。

六、案例分析

患者某，女性，52岁，走路时不慎摔倒，右手掌着地，摔倒后感觉右肘部疼痛，送医就诊检查见右肘后部肿胀，肘后三角关系存在，右上臂有明显的缩短畸形。试用所学解剖学知识分析：①该患者可能是何骨骨折？②该部位骨折有可能损伤什么神经？

七、思考题

（1）对照标本指出上、下肢骨的名称和位置。

（2）联系比较上、下肢骨的功能有何不同，为什么？

（3）在活体上分别能触摸到四肢骨哪些重要的骨性标志？

骨学思维导图

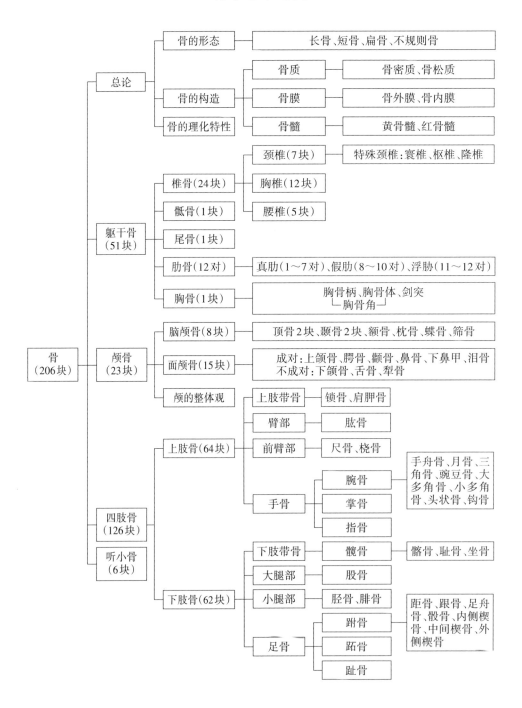

第二章

关节学

实验四　骨连结

一、学习目标

知识目标：熟悉关节的基本构成和辅助构成并能充分运用；熟悉骨盆的形态特征并能充分运用；阐述骨连结的分类、关节的运动及分类；归纳脊柱的组成、椎骨间的连结、脊柱的整体观及其运动；归纳骨性胸廓的组成，胸廓上、下口的形态及围成；概括颞下颌关节的组成、结构特点及运动；归纳上、下肢六大关节的构成、结构特点及运动；阐述髋骨与脊柱间的韧带连结，骨盆的组成与分布；描述肋与脊柱及胸骨的连结，颅骨连结的主要形式，胸锁关节、肩锁关节的组成，桡尺连结，手其他关节的结构和运动，骶髂关节的构成，足弓的构成及其功能。

能力目标：能够判断肩关节脱位的方向和特征；能够判断肘关节脱位的方向；能够判断桡骨小头半脱位的特征；能够判断colles骨折的体位和特征；能够分析拇指腕掌关节的运动方式；能够判断半月板损伤的可能动作特征。

素质、情感价值观目标：培养学生团结协作和创新思维能力；了解科学技术给人们带来的便利，培养医学生为人类谋福利的职业素养和情怀。

二、实验要求

（1）通过脊柱、胸廓和骨盆标本观察脊柱、胸廓、骨盆的位置和构成。

（2）通过脊柱标本观察椎体、椎弓间的连结，观察椎间盘的性状、形态、构造，查看前、后纵韧带的位置，棘上韧带、棘间韧带、黄韧带的附着部位及其韧带间的连结关系，查看关节突关节的位置和组成。

（3）通过脊柱标本观察脊柱的前面观、后面观、侧面观。

（4）通过胸廓标本观察胸廓各骨的位置以及各肋前、后端连结的关系。

（5）通过颞下颌关节标本观察颞下颌关节的构成及运动特点，观察颞下颌关节面的形态，查看关节盘、外侧韧带、关节囊的薄弱部位。

（6）通过对应关节标本观察胸锁关节、肩关节、肘关节、桡腕关节、髋关节、膝关节、距小腿关节的构成及运动，了解足弓的构成及功能。

（7）通过男、女性骨盆标本观察骨盆的构成、分布与正常方位，注意观察男、女性骨盆的差异。

（8）活体观察各个关节的运动的方式。

三、实验重点和难点

实验重点：关节的基本结构，关节的辅助结构，关节的运动，脊柱的组成、椎骨间的连结、脊柱的整体观及其运动，胸廓上、下口的形态及围成，颞下颌关节的组成、结构特点及运动，肩关节、肘关节和桡腕关节的构成、特点及运动，髋骨与脊柱间的韧带连结，骨盆的组成与分布，髋关节、膝关节和距小腿关节的构成、特点及运动。

实验难点：关节的运动方式。

四、实验方法

观察标本、模型和数字人，观看教学录像，联系活体小组讨论关节的运动方式。

五、实验内容

（一）总论

观察内容：对照各骨连结标本、模型和数字人解剖系统观察。骨与骨之间借纤维结缔组织、软骨和骨相连，形成骨连结。按照骨连结的方式，可将骨连结分为直接连结和间接连结两种。

1. 直接连结

观察内容：直接连结可分为纤维连结、软骨连结和骨性连结三种类型。

纤维连结：纤维连结有韧带连结和缝两种形式，分别通过前臂尺桡骨骨间膜标本和颅骨冠状缝标本观察两种形式的纤维连结。

软骨连结：软骨连结分为透明软骨结合和纤维软骨结合两种，分别通过骶软骨标本和椎间盘标本观察两种形式的软骨连结。

骨性连结：通过骶骨标本观察骨性连结。

2. 间接连结

观察内容：间接连结通常称为关节。

关节的基本结构：包括关节面、关节囊和关节腔三部分，通过肩关节矢状切面标本观察关节的三个基本结构。

关节的辅助结构：包括韧带、关节内软骨（关节盘和关节唇）、滑膜襞和滑膜囊等，通过膝关节和髋关节标本观察关节的几种辅助结构。

关节的运动：根据关节运动轴的方位不同分为冠状轴上的屈伸运动、矢状轴上的收展运动、垂直轴上的旋转运动和环转运动等。通过运动自身关节练习并掌握关节的运动形式。

（二）躯干骨连结（joints of the bones of trunk）

1. 脊柱（vertebral column）

观察内容：通过脊柱整体观标本、椎骨间的连结标本、寰枕寰枢关节标本和数字人解剖系统观察。

（1）椎体间连结

①椎间盘是连接相邻两个椎体的纤维软骨盘，周围为纤维软骨环，中间为髓核，具有缓冲震荡的作用。②前纵韧带位于椎体和椎间盘前方，纵贯脊柱全长，可防止脊柱过度后伸和椎间盘向前脱出。③后纵韧带位于椎体和椎间盘后方，纵贯脊柱全长，可防止脊柱过度前屈。

（2）椎弓间连结

①黄韧带为连结相邻两椎弓板间的韧带，协助围成椎管，有防止脊柱过度前屈和维持脊柱直立姿势的作用。②棘间韧带位于相邻各棘突之间。③棘上韧带是连接胸、腰、骶椎各棘突之间的纵行韧带。

（3）寰枕关节和寰枢关节

①寰枕关节由寰椎两个侧块的上关节凹与枕髁构成，属联合关节，可使头部做前俯、后仰和侧屈运动。②寰枢关节由寰椎前弓与枢椎齿突、寰椎两侧的下关节面与枢椎的上关节面构成，可使头部做旋转运动。

（4）脊柱整体观

①成人男性脊柱长约70 cm，女性长约60 cm。②脊柱侧面观察有颈曲、胸曲、腰曲和骶曲4个生理性弯曲，其中颈曲和腰曲凸向前，胸曲和骶曲凸向后。③脊柱可做屈、伸、侧屈、旋转和环转运动。

2. 胸廓（thorax）

观察内容：通过整体骨架标本、胸廓整体观标本和数字人解剖系统观察。①胸廓由12块胸椎、12对肋、1块胸骨及其骨连结构成。②成人胸廓近似圆锥形，前后略扁、上窄下宽；胸廓上口由第1胸椎体、第1肋和胸骨柄上缘围成；胸廓下口由第12胸椎，第11、12肋前端、肋弓和剑突围成。③胸廓容纳和保护胸、腹腔内脏器官，也是呼吸运动的主要装置。

（三）颅骨的连结（joints of the bones of skull）

观察内容：通过幼儿和成人颅骨标本、颞下颌关节标本和数字人解剖系统观察。颅骨间的连结除颞下颌关节属滑膜关节外，其余均为纤维连结或软骨连结。

颞下颌关节（temporomandibular joint）

观察内容：①颞下颌关节由颞骨的下颌窝和关节结节与下颌骨的下颌头构成。②关节囊内有关节盘；关节囊前部较薄弱，故颞下颌关节易向前脱位。③颞下颌关节属于联合关节，可做上提、下降、前进、后退及侧方运动。

（四）上肢骨的连结（joints of upper limb）

1. 胸锁关节（sternoclavicular joint）

观察内容：①胸锁关节由锁骨的胸骨端和胸骨锁切迹构成。②关节囊坚韧，囊内有关节盘，囊外有韧带加强。③胸锁关节属于多轴关节，锁骨借胸锁关节可做小幅上、下、前、后和环转运动。

2. 肩锁关节（acromioclavicular joint）

观察内容：肩锁关节由肩胛骨的肩峰与锁骨的肩峰端构成，属于平面关节。

3. 肩关节（shoulder joint）

观察内容：①肩关节由肱骨头与肩胛骨关节盂构成，关节盂浅小，周缘附有关节唇。②关节囊薄而松弛，囊内有肱二头肌长头腱通过，囊外上部、前部和后部均有韧带加强，下部较薄弱，故肱骨头易向下脱位。③肩关节属于球窝关节，是全身最灵活的关节，可绕冠状轴做屈、伸运动，绕矢状轴做收、展运动，绕垂直轴做旋内、旋外运动，并可做环转运动。

> **肩关节歌诀**
>
> 全身关节肩最活，头大盂小囊松薄；
>
> 关节腔大韧带少，尤以下壁最薄弱。

4. 肘关节（elbow joint）

观察内容：①肘关节由肱骨下端与尺、桡骨上端构成，包括肱桡关节、肱尺关节和桡尺近侧关节3个关节。②肱桡关节由肱骨小头和桡骨头关节凹构成，属球窝关节；肱尺关节由肱骨滑车和尺骨滑车切迹构成，属滑车关节；桡尺近侧关节由桡骨环状关节面和尺骨桡切迹构成，属车轴关节。③关节囊两侧分别有尺侧和桡侧副韧带加强，前、后壁薄而松弛。④肘关节可做屈、伸运动；桡尺近侧关节和桡尺远侧关节联合运动可使前臂旋前或旋后。

> **肘关节歌诀**
>
> 肘关节呀很特殊，一个囊内包三组；
>
> 肱桡肱尺桡尺近，绕环韧带尺桡副；
>
> 屈肘三角伸直线，脱位改变能查出。

5. 手关节（joints of hand）

观察内容：手关节包括腕关节、腕骨间关节、腕掌关节、掌骨间关节、掌指关节和指骨间关节。

腕关节（wrist joint）

①腕关节又称桡腕关节，由手舟骨、月骨和三角骨共同组成关节头，桡骨下端和尺骨下方的关节盘构成关节窝。②腕关节属于椭圆关节，可做屈、伸、收、展和环转运动。

（五）下肢骨的连结（joints of lower limb）

1. 骶髂关节（sacroiliac joint）

观察内容：骶髂关节由骶骨与髂骨的耳状面构成。关节面对合紧密，关节囊紧张，且周围有韧带加强，关节活动度甚微，其主要功能是支撑体重。

2. 髋骨与脊柱之间的韧带连结

观察内容：①髋骨与脊柱之间有髂腰韧带、骶结节韧带和骶棘韧带连结。②骶结节韧带连于骶骨与坐骨结节之间，骶棘韧带连于骶骨与坐骨棘之间，两者分别将坐骨大、小切迹围成坐骨大孔和坐骨小孔。

3. 耻骨联合（pubic symphysis）

观察内容：耻骨联合由两侧的耻骨联合面借耻骨间盘连结而成，属于软骨连结。女性分娩时耻骨联合可轻度分离，以利分娩。

4. 骨盆（pelvis）

观察内容：①骨盆由左、右髋骨、骶骨和尾骨借骨连结构成。②骨盆借骶骨岬、弓状线、耻骨梳、耻骨结节和耻骨联合上缘所围成的界线分为大骨盆和小骨盆。③男、女性骨盆的形态有显著的性别差异（表2-1）。

表2-1　骨盆的性别差异

项　目	男　性	女　性
骨盆外形	窄而长	宽而短
骨盆上口	呈心形,较小	呈椭圆形,较大
骨盆下口	狭窄	宽大
小骨盆腔	呈漏斗形	呈圆桶形
骶骨	窄长、曲度大,岬前突明显	宽短、曲度小,岬前突不明显
耻骨下角	70°～75°	90°～100°

5. 髋关节（hip joint）

观察内容：①髋关节由股骨头与髋臼构成，髋臼周缘有关节唇；髋臼切迹处有髋臼横韧带。②关节囊紧张而坚韧，包裹股骨颈内侧2/3，股骨颈的外侧1/3在关节囊外；关节囊内有股骨头韧带，内含营养股骨头的血管；囊外有髂股韧带、耻股韧带、坐股韧带及轮匝带等韧带加强。③髋关节属于球窝关节，可做屈、伸、收、展、旋内、旋外和环转运动。

6. 膝关节（knee joint）

观察内容：①膝关节由股骨下端、胫骨上端和髌骨构成。②关节囊薄而松弛，前壁有股四头肌腱、髌韧带和髌骨，两侧有胫侧副韧带和腓侧副韧带加强。③关节囊内股骨内、外侧髁的相对面与胫骨髁间隆起前后附有前、后交叉韧带，以防胫骨前后移位。④关节面之间有两块半月板，内侧半月板呈"C"形，外侧半月板呈"O"形。⑤膝关节属于单轴关节，可做屈、伸运动，半屈位时可做轻度旋内和旋外运动。

> **膝关节歌诀**
>
> 关节复杂莫如膝，囊壁宽松三骨聚；
>
> 囊内囊外韧带多，滑膜形成囊和襞；
>
> 另有两块半月板，外侧如O内如C。

7. 足关节（joints of foot）

观察内容：足关节包括距小腿关节、跗骨间关节、跗跖关节、跖骨间关节、跖趾关节和趾骨间关节。

（1）距小腿关节（talocrural joint）

①距小腿关节又称踝关节，由胫、腓骨下端与距骨滑车构成。②关节囊两侧有韧带加强：内侧韧带（也称三角韧带）从内踝向下呈扇形展开，止于跟骨、距骨和足舟骨；外侧韧带起自外踝，止于跟骨和距骨。③踝关节属于单轴关节，可做屈（跖屈）、伸（背屈）运动，踝关节高度跖屈时可做轻度侧方运动。

（2）跗横关节（transverse tarsal joint）

跗横关节由距跟舟关节和跟骰关节联合构成，又称chopart joint，其关节线呈横位"S"形，两个关节背面有一呈"V"字形的分歧韧带，若将分歧韧带切断，可将足的前半部离断。

8. 足弓（arches of foot）

观察内容：足弓是跗骨和跖骨借骨连结而形成凸向上的弓，可分为前后方向的内、外侧纵弓和内外侧方向的横弓。足弓保证人体站立时稳固、行走和跳跃时缓冲震荡，使体内器官，特别是脑受到保护，同时也使足底血管、神经免遭压迫。若某些原因导致足弓塌陷，则形成"扁平足"。

约翰·查恩雷（John Charnley，1911—1982），英国整形外科大夫。很少有人能够彻底改变自己先前的观点而从对立的观点出发进行研究并获得成功，而现代髋关节置换之父——约翰·查恩雷正是这样的人，从骨融合术到关节置换术，从废用所有的活动功能到设法恢复所有的活动功能。

六、案例分析

患者某，男性，21岁，跨栏运动员，在跨栏比赛中因身体重心不稳摔倒致右膝关节肿胀伴持续性疼痛，给予冰敷治疗后送医院就诊。请问：①膝关节是由哪些结构构成的？②该患者有可能损伤了什么结构？

七、思考题

（1）以膝关节为例，试述关节的基本结构和辅助结构分别有哪些？
（2）试述椎骨的主要连结有哪些？
（3）试述胸廓的组成、特点和生理意义。
（4）结合标本试述上、下肢主要关节的组成、结构特点和运动。
（5）结合骨盆标本比较男、女性骨盆的特点。

关节学思维导图

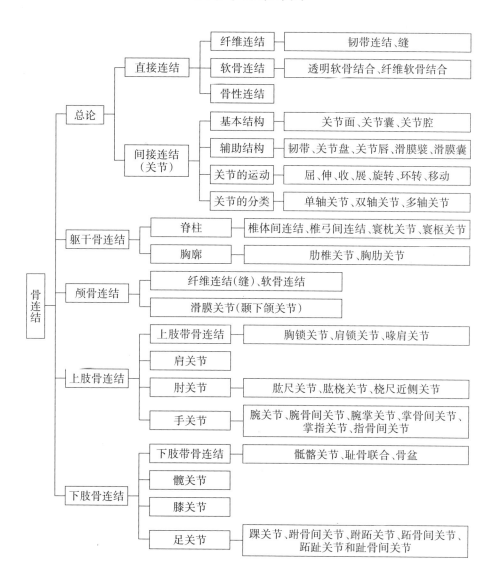

第三章

肌 学

实验五 肌学总论、头颈肌

一、学习目标

知识目标：归纳头颈肌的形态、构造、起止、配布和作用；熟悉咀嚼肌的组成和作用并能充分运用；概括颈浅肌与颈外侧肌；熟悉斜角肌间隙的构成及结构并能充分运用。

能力目标：能够判断各部肌肉的名称位置和形态及作用效应；能够指出胸锁乳突肌的具体部位；能够明确咀嚼肌的位置和作用；能够活体触摸肌性标志：咬肌、颞肌。

素质、情感价值观目标：培养学生团结协作和创新思维能力；培养学生灵活认识和解决问题的能力，明白事物不是一成不变的，要会变通，思想要解放，不要太保守和僵化。

二、实验要求

（1）通过全身肌标本观察肌的一般结构和形态分类。

（2）通过头颈肌标本观察枕额肌、眼轮匝肌和口轮匝肌的位置和形态。

（3）在头颈肌标本上辨认面肌和咀嚼肌，观察咬肌、颞肌的位置、形态、结构特点和功能。

（4）通过头颈肌标本观察胸锁乳突肌和前斜角肌的起止和功能，斜角肌间隙构成。

（5）活体触摸肌性标志：咬肌、颞肌。

三、实验重点和难点

实验重点：咀嚼肌，胸锁乳突肌，斜角肌间隙。

实验难点：斜角肌间隙。

四、实验方法

观察标本、模型和数字人，观看教学录像，活体触摸肌性标志。

五、实验内容

（一）概述

1. 肌的形态和结构

观察内容：肌根据形态分为长肌（如肱二头肌）、短肌（如肋间外肌）、扁肌（如腹内斜肌）和轮匝肌（如口轮匝肌）4种。骨骼肌由肌腹和肌腱组成：肌腹呈红色，有收缩能力；肌腱呈白色，无收缩能力，肌腱一般为条索状，扁肌的肌腱多呈膜状，称为腱膜。

2. 肌的起止、配布和作用

观察内容：通过骨骼肌标本（如肱二头肌）观察。骨骼肌的作用是运动关节，故肌通常跨过一个或多个关节，借肌腱附着于两块或两块以上的骨。肌收缩时，其在固定骨上的附着点称为起点（定点），相对移动骨上的附着点称为止点（动点）；通过活体或全身肌标本观察拮抗肌和协同肌。

3. 肌的辅助装置

观察内容：通过全身肌肉标本和数字人解剖系统观察。肌的辅助装置包括筋膜、滑膜囊、腱鞘和籽骨等。①筋膜：筋膜分为浅筋膜和深筋膜，浅筋膜位于皮下，由疏松结缔组织构成，富含脂肪，浅筋膜内还有血管、皮神经和淋巴管；深筋膜位于浅筋膜深面，由致密结缔组织构成。②滑膜囊：滑膜囊是密闭的结缔组织小囊，形扁壁薄，内有滑液，多位于腱与骨面相接触处，以减少二者间的摩擦。③腱鞘：腱鞘是包绕于手、足部等一些活动性较大的长肌腱外面的鞘管，由外层的纤维鞘和内层的滑膜鞘组成，滑膜鞘呈双层套管状，两层间含有少量滑液，两层移行部为腱系膜；腱鞘可保持腱的位置并减少运动时腱与骨面的摩擦。④籽骨：籽骨是位于某些肌腱内的扁圆形小骨，如膝关节内的髌骨。

（二）头肌（muscles of the head）

观察内容：通过头颈部肌标本和数字人解剖系统观察。头肌分为面肌（表情肌）和咀嚼肌两部分（表3-1）。

1. 面肌（facial muscles）

观察内容：面肌又称表情肌，其起自颅骨，止于面部皮肤，分布于孔裂周围。主要的面肌有枕额肌、眼轮匝肌、口轮匝肌和颊肌。枕额肌由前部的额腹、后部的枕腹和中间的帽状腱膜构成。眼轮匝肌和口轮匝肌分别位于眼裂和口裂周围，收缩时闭合眼裂或口裂。颊肌位于口角两侧的面颊深部，收缩时使颊部紧贴牙和牙龈，协助咀嚼和吸吮。

2. 咀嚼肌（masticatory muscles）

观察内容：咀嚼肌有4对，包括咬肌、颞肌、翼内肌和翼外肌，均起自颅的不同部位，止于下颌骨，运动颞下颌关节，参与咀嚼运动。

表3-1　主要头肌的作用和神经支配

肌　群	名　　称	主要作用	神经支配
面肌	枕额肌	提眉,牵拉额部皮肤和帽状腱膜	面神经
	眼轮匝肌	闭合眼裂	
	口轮匝肌	闭合口裂	
咀嚼肌	咬肌	下颌骨上提(闭口)	三叉神经
	颞肌	下颌骨上提(闭口)	
	翼内肌	下颌骨上提(闭口)	
	翼外肌	两侧收缩牵拉下颌骨向前,一侧收缩使下颌骨向对侧运动	

（三）颈肌（muscles of the neck）

观察内容：通过头颈肌浅层、中层、深层标本和数字人解剖系统观察。颈肌按其所在位置分为颈浅肌群、颈前肌群和颈深肌群（表3-2）。

表3-2 主要颈肌的作用和神经支配

肌 群	名 称	主要作用	神经支配
颈浅肌和颈外侧肌	颈阔肌	紧张颈部皮肤,降口角肌	面神经
	胸锁乳突肌	一侧收缩使头斜向同侧,两侧收缩使头后仰	副神经
舌骨上肌群	二腹肌 下颌舌骨肌	上提舌骨或拉下颌骨向下	三叉神经和面神经
舌骨下肌群	肩胛舌骨肌 胸骨舌骨肌 胸骨甲状肌 甲状舌骨肌	下降舌骨和喉	颈袢
颈深肌群	前斜角肌 中斜角肌 后斜角肌	上提第1～2肋助吸气或使颈部前、侧屈	颈神经前支

1. 颈浅肌和颈外侧肌

观察内容：颈浅肌和颈外侧肌群包括颈阔肌和胸锁乳突肌。①颈阔肌：位于颈前部浅筋膜中，薄而宽阔，属于表情肌。作用：紧张颈部皮肤，并拉口角向下。②胸锁乳突肌：斜位于颈部两侧，起自胸骨柄和锁骨胸骨端，止于颞骨乳突。作用：一侧收缩使头斜向同侧，面转向对侧；两侧收缩，使头后仰。

2. 颈前肌

观察内容：颈前肌群包括舌骨上肌群和舌骨下肌群。舌骨上肌群位于舌骨和下颌骨之间，参与构成口腔底；舌骨下肌群位于舌骨和胸骨柄之间，在舌骨下方正中线两侧覆盖喉、气管和甲状腺等结构。舌骨上、下肌群有固定舌骨和喉或使之上下移动，配合张口、吞咽和发音等作用。

3. 颈深肌

观察内容：颈深肌群主要包括前、中、后斜角肌，它们均起自颈椎横突，前斜角肌和中斜角肌止于第1肋，并与第1肋围成三角形间隙，为斜角肌间隙，锁骨下动脉和臂丛由此进入腋窝；后斜角肌止于第2肋。

咀嚼肌是运动颞下颌关节的肌的总称，这些肌通过互相协作，完成进食、说话等很多功能。其实每个肌群都是一个团队，当团队运行时，团队中的每一份子都需要动起来，分工合作，团队中的每一个个体团结协作才能使整体向前推进。医学生一定要培养集体观念，逐步养成既能发挥个人优势又能以团队为中心，具有团队合作能力与意识的个性品质。

六、案例分析

患者某，男性，19岁，右侧磨牙后区胀痛不适2 d，咀嚼和吞咽时疼痛加剧，且出现张口受限现象。就医后查体：右侧磨牙后区软组织及牙龈红肿，可见脓性分泌物。X线检查骨组织未见异常。初步诊断为右下颌智齿冠周炎，炎症波及咀嚼肌，引起升颌肌群痉挛，因而导致张口受限。请问：①咀嚼肌有哪些，各有何作用？②结合所学知识，试分析该患者炎症可能波及哪些咀嚼肌？

七、思考题

（1）咀嚼肌有哪些？试述其位置和作用。

（2）什么是斜角肌间隙，其间穿行了哪些重要结构？

（3）请对照标本说明胸锁乳突肌的位置、起止，并说明其主要作用。

实验六　躯干肌

一、学习目标

知识目标：归纳背肌、胸肌、膈、腹肌的形态、构造、起止、配布和作用；阐述胸肌的分布，腹直肌鞘、腹股沟管、腹股沟三角的位置、构成及临床意义；了解躯干肌的配布和分层概况，背部筋膜的位置和配布，腹股沟管的位置、内容物。

能力目标：能够判断躯干肌的位置和形态及作用效应；能够做出背阔肌收缩时所产生的动作；能够活体触摸肌性标志：胸大肌、背阔肌、斜方肌。

素质、情感价值观目标：认识人体之美从而敬畏生命，树牢职业责任感和认同感，形成有价值的人生观。

二、实验要求

（1）通过躯干肌标本观察胸大肌、胸小肌、前锯肌、肋间内肌、肋间外肌、斜方肌、背阔肌、竖脊肌的位置、起止和功能。

（2）通过膈肌标本观察膈的位置、形态结构特点、功能，观察膈的三个裂孔的位置及通过的主要结构，了解膈薄弱区的位置及临床意义。

（3）观察腹直肌、腹外斜肌、腹内斜肌、腹横肌的位置、形态结构特点和功能，了解腹直肌鞘的构成和特点。

（4）观察腹股沟管的位置、构成及其内通过的结构，熟悉腹股沟三角的概念和临床意义。

（5）活体触摸肌性标志：胸大肌、背阔肌、斜方肌。

三、实验重点和难点

实验重点：斜方肌、背阔肌、胸大肌、前锯肌、膈的三个裂孔的名称、位置及其内通过的结构，腹前外侧肌群的层次、形成结构、纤维方向和作用，腹直肌鞘的构成，腹股沟管的位置、构成和内容物。

实验难点：膈的三个裂孔的名称、位置及其内通过的结构；腹前外侧肌群的层次、形成结构、纤维方向和作用；腹股沟管的位置、构成和内容物。

四、实验方法

观察标本、模型和数字人，观看教学录像，活体触摸肌性标志。

五、实验内容

（一）背肌 （muscles of the back）

观察内容：通过躯干肌标本、背部的肌肉深层标本和数字人解剖系统观察。背肌分为浅、深两群（表3-3）。浅群多为阔肌，主要有斜方肌、背阔肌和肩胛提肌；深群主要为竖脊肌。

1. 斜方肌 （trapezius ）

观察内容：斜方肌位于项、背部的浅层，单侧为三角形扁肌，左、右侧合起来呈斜方形。其起自上项线、枕外隆突、项韧带和全部胸椎棘突，止于锁骨外侧1/3、肩峰和肩胛冈。斜方肌收缩时使肩胛骨向脊柱靠拢，上部肌束提肩胛骨，下部肌束降肩胛骨。斜方肌瘫痪出现"塌肩"。

2. 背阔肌 （latissimus dorsi ）

观察内容：背阔肌位于背下部和胸后外侧，为三角形扁肌，起自下6胸椎棘突、腰椎棘突和髂嵴后份，止于肱骨小结节嵴。背阔肌收缩时使肩关节内收、旋内和后伸。

3. 竖脊肌 （erector spinae ）

观察内容：竖脊肌也称骶棘肌，位于背部深层全部棘突两侧的纵沟内，起自骶骨背面和髂嵴后部，向上分出多条肌束分别止于椎骨、肋骨和枕骨。竖脊肌收缩时使脊柱后伸，是维持人体直立的重要肌。包裹于竖脊肌周围的深筋膜称为胸腰筋膜，形成该肌的鞘，分为前、后两层，后层在腰部显著增厚，并与背阔肌筋膜紧密结合。

表3-3　主要背肌的作用和神经支配

肌 群	名 称	主要作用	神经支配
浅肌群	斜方肌	使肩胛骨向脊柱靠拢,上部肌束提肩胛骨,下部肌束降肩胛骨	副神经
	背阔肌	使肩关节内收、旋内和后伸	胸背神经
	肩胛提肌	上提肩胛骨	肩胛背神经
	菱形肌	上提和内牵肩胛骨	肩胛背神经
深肌群	竖脊肌	使脊柱后伸和仰头	脊神经后支

（二）胸肌（muscles of the thorax）

观察内容：胸肌分为胸上肢肌和胸固有肌两群（表3-4）。胸上肢肌起自胸廓，止于上肢骨，包括胸大肌、胸小肌和前锯肌；胸固有肌起止均在胸廓，包括肋间外肌和肋间内肌。

1. 胸大肌（pectoralis major）

观察内容：胸大肌位于前胸壁浅层，呈扇形，起自锁骨内侧半、胸骨和上6位肋软骨，止于肱骨大结节嵴。作用：使肩关节内收、旋内和前屈，如上肢固定可上提躯干，还可提肋，助吸气。

2. 胸小肌（pectoralis minor）

观察内容：胸小肌位于胸大肌深面，呈三角形，起自第3～5肋骨，止于肩胛骨的喙突。

3. 前锯肌（serratus anterior）

观察内容：前锯肌紧贴胸廓外侧壁，以肌齿起自第1～8肋，肌束斜向后上，止于肩胛骨内侧缘。

4. 肋间外肌（intercostales externi）

观察内容：肋间外肌位于肋间隙，起自上位肋骨下缘，肌纤维斜向前下，止于下位肋骨上缘。作用：提肋，助吸气。

5. 肋间内肌（intercostales interni）

观察内容：肋间内肌位于肋间外肌的深面，起自下位肋骨上缘，肌纤维斜向前上，止于上位肋骨下缘。作用：降肋，助呼气。

表3-4　主要胸肌的作用和神经支配

肌 群	名 称	主要作用	神经支配
胸上肢肌	胸大肌	使肩关节内收、旋内和屈;提肋	胸前神经
	胸小肌	拉肩胛骨向前下方	胸前神经
	前锯肌	拉肩胛骨向前并使其紧贴胸廓	胸长神经
胸固有肌	肋间外肌	提肋、助吸气	肋间神经
	肋间内肌	降肋、助呼气	

（三）膈（diaphragm）

观察内容：通过膈标本和数字人解剖系统观察。①膈位于胸、腹腔之间，为穹窿状的扁肌，周围为肌质，起自胸廓下口内面及腰椎前面，肌束向中央集中移行为腱膜，称为中心腱。②膈上有3个孔：第8胸椎水平的腔静脉孔，有下腔静脉通过；第10胸椎水平的食管裂孔，有食管和迷走神经通过；第12胸椎水平的主动脉裂孔，有主动脉和胸导管通过。③膈是主要的呼吸肌，收缩时膈穹隆下降，助吸气；舒张时膈穹隆上升，助呼气；膈与腹肌同时收缩可增加腹压，协助排便、分娩和呕吐等。

膈肌歌诀

膈肌圆圆顶穹隆，上下分隔腹和胸；

收缩下降助吸气，舒张呼气向上升；

腱一肌二三个孔，想想各有谁贯通？

（四）腹肌（muscles of the abdomen）

观察内容：通过躯干肌标本、腹直肌鞘标本、腹股沟管标本和数字人观察。腹肌包括腹前外侧群和腹后群两部分（表3-5）。

1. 腹直肌（rectus abdominis）

观察内容：腹直肌位于腹前外侧壁正中线两侧，被腹直肌鞘包裹，起自耻骨嵴，止于剑突和第5～7肋软骨，全长被3～4条横行腱划分为多个肌腹。

2. 腹外斜肌（obliquus externus abdominis）

观察内容：腹外斜肌位于腹前外侧壁的浅层，起自下8位肋外面，肌束斜向前下，至腹前壁移行为腱膜，参与构成腹直肌鞘前层，终于白线。腹外斜肌腱膜下缘增厚卷曲张于髂前上棘和耻骨结节之间，称腹股沟韧带；腹股沟韧带内侧端的一部分纤维走向后外下方，附于耻骨梳，称腔隙韧带（陷窝韧带）；腹股沟韧带内上方有一个三角形裂口，为腹股沟管浅（皮下）环。

3. 腹内斜肌（obliquus internus abdominis）

观察内容：腹内斜肌位于腹外斜肌深面，起自胸腰筋膜、髂嵴、腹股沟韧带外侧半，肌束扇形向前上移行为腱膜，分为两层包绕腹直肌，参与构成腹直肌鞘前层和后层，终于白线。男性腹内斜肌最下部发出一些细散的肌束包绕精索和睾丸，称为提睾肌。

4. 腹横肌（transversus abdominis）

观察内容：腹横肌位于腹内斜肌深面，起自下6位肋内面、胸腰筋膜、髂嵴和腹股沟韧带外侧部，肌束横行向前延续为腱膜，参与构成腹直肌鞘后层，终于白线。腹横肌最下部肌束弓形跨过精索（或子宫圆韧带）止于耻骨梳，与腹内斜肌腱膜会合形成腹股沟镰（联合腱）。

表3-5 腹肌的主要作用和神经支配

肌 群	名 称	主要作用	神经支配
腹前外侧群	腹直肌	增加腹压，使脊柱前屈	肋间神经
	腹外斜肌	增加腹压，使脊柱前屈、侧屈、旋转	肋间神经
	腹内斜肌	增加腹压，使脊柱前屈、侧屈、旋转	胸神经、腰神经前支
	腹横肌	增加腹压，使脊柱前屈、侧屈、旋转	胸神经、腰神经前支
腹后肌群	腰方肌	降第12肋，使脊柱腰部侧屈	腰神经前支

5.腹肌的相关结构

（1）腹直肌鞘：是腹前外侧群3块扁肌的腱膜包绕腹直肌而形成的腱膜鞘，在脐下4～5 cm处后层缺如，其下缘游离呈弓形，称弓状线。

（2）白线：是腹前壁正中线上的腱膜带，由两层腹直肌鞘在腹前壁正中线处交织而成，上端起自剑突，下端止于耻骨联合，白线坚韧少血管，其中部在脐周围有脐环。

（3）腹股沟管：位于腹股沟韧带内侧的上方，是腹前壁三层扁肌之间的一条斜行裂隙，长4～5 cm，管内有男性的精索或女性的子宫圆韧带通过。腹股沟管的内口为腹股沟管深环，位于腹股沟韧带中点上方约1.5 cm处；外口为腹股沟管浅（皮下）环。腹股沟管有四个壁：前壁为腹外斜肌腱膜，后壁为腹横筋膜和腹股沟镰，上壁为腹内斜肌和腹横肌的弓状下缘，下壁为腹股沟韧带。

（4）腹股沟三角：又称海氏三角，是位于腹前壁下部，由腹直肌外侧缘、腹股沟韧带和腹壁下动脉围成的三角区。

掷铁饼者刻画的是一名强健的男子在掷铁饼过程中最具有表现力的瞬间。我们要认识健康之美，人体之美，从而爱护生命，敬畏生命。健康所系，性命相托，医学生要有强烈的职业认同感和责任感。

六、案例分析

患者某，男性，63岁，发现右下腹肿物2月余，肿物在直立时明显，平卧时可缩小，今日咳嗽时肿物突然增大，伴疼痛，继而出现恶心、呕吐、腹胀等症状。急诊查体见右腹股沟区肿物进入阴囊，有压痛。初步诊断为右腹股沟斜疝嵌顿。请问：①该患者腹股沟区肿物经何处进入阴囊？②该处生理情况下有何结构穿行其中？

七、思考题

（1）对照标本指出呼吸肌有哪些，各有何作用？

（2）思考腹股沟管二口和四壁与腹前外侧三层扁肌的形成关系。

（3）临床上发生膈疝的解剖学基础是什么？

实验七 四肢肌

一、学习目标

知识目标：归纳臂肌、臀肌、大腿肌、小腿三头肌、胫骨后肌、胫骨前肌；概括上肢肌的分布、分群、分层排列；概括下肢肌的分布、分群、分层排列。

能力目标：能够判断各部肌肉的名称、位置和形态及作用效应；能够活体触摸肌性标志：三角肌、肱二头肌、肱桡肌、掌长肌肌腱、指伸肌肌腱和"鼻烟壶"。

素质、情感价值观目标：培养学生团结协作和创新思维能力；培养学生灵活认识问题和解决问题的能力，明白事物不是一成不变的，思想要解放，不要太保守和僵化。

二、实验要求

（1）通过上肢肌浅层、中层和深层标本观察上肢带肌、臂肌、前臂肌和手肌的分布、分群、分层和排列情况，注意观察三角肌、肱二头肌和肱三头肌的位置、形态结构特点和起止点。

（2）通过下肢肌浅层、中层和深层标本观察髋肌、大腿肌、小腿肌和足肌的分布、分群、分层和排列情况，注意观察髂腰肌、臀大肌、梨状肌、股四头肌、缝匠肌、股二头肌、半腱肌、半膜肌、小腿三头肌、胫骨前肌和胫骨后肌的位置和起止点。

（3）通过手肌和足肌（浅层、中层、深层）标本观察手肌和足肌。

（4）通过下肢肌标本观察股三角、收肌管和腘窝。

（5）活体触摸肌性标志：三角肌、肱二头肌、肱桡肌、掌长肌肌腱、指伸肌肌腱和"鼻烟壶"。

三、实验重点和难点

实验重点：三角肌、肱二头肌、肱三头肌，前臂肌前群共9块，分4层排列，后群为浅、深两层，髂腰肌、臀大肌、缝匠肌、股四头肌、股二头肌、半腱肌、半膜肌、胫骨前肌、趾长伸肌、踇长伸肌、小腿三头肌。

实验难点：大腿三群肌的位置、排列层次及各群肌的功能；小腿三群肌的位置及各群肌的功能。

四、实验方法

观察标本、模型和数字人，观看教学录像，活体触摸肌性标志。

五、实验内容

（一）上肢肌（muscles of upper limb）

观察内容：通过上肢肌标本、手肌标本和数字人解剖系统观察。上肢肌按其部位分为上肢带肌（肩肌）、臂肌、前臂肌和手肌。

1. 上肢带肌（muscles of the upper limb）

观察内容：上肢带肌（肩肌）配布于肩关节周围，均起自上肢带骨，止于肱骨，运动肩关节（表3-6）。

三角肌：位于肩部外侧，起自锁骨外侧、肩峰和肩胛冈，肌束从前、后和外侧三面包围肩关节，止于肱骨三角肌粗隆。作用：使肩关节外展，还协助肩关节屈和伸。

表3-6　上肢带肌的主要作用和神经支配

肌　群	名　　称	主要作用	神经支配
浅层	三角肌	肩关节外展、前屈或后伸	腋神经
深层	冈上肌	肩关节外展	肩胛上神经
	冈下肌	肩关节旋外	肩胛上神经
	小圆肌	肩关节旋外	腋神经
	大圆肌	肩关节内收、旋内和后伸	肩胛下神经
	肩胛下肌	肩关节内收、旋内	肩胛下神经

2. 臂肌（muscles of the arm）

观察内容：臂肌分布于肱骨周围，分为前、后两群（表3-7）。前群为屈肌，有肱二头肌、喙肱肌和肱肌；后群为伸肌，有肱三头肌。

（1）肱二头肌：位于肱骨前方，呈梭形，起点有两个，长头起自肩胛骨关节盂上方，通过肩关节囊；短头起自肩胛骨喙突，两头合成一个肌腹，经肘关节前方止于桡骨粗隆。作用：屈肘关节，并使前臂旋后，长头可协助屈肩关节。

（2）肱三头肌：位于臂后部，起点有三个头，长头起自肩胛骨关节盂下方，内、外侧头起自肱骨背面，三个头会合成一个肌腹，通过肘关节后面以扁腱止于尺骨鹰嘴。作用：伸肘关节，长头可使肩关节伸和内收。

表3-7　臂肌的主要作用和神经支配

肌　群	名　　称	主要作用	神经支配
前群	肱二头肌	屈肘关节、前臂旋后	肌皮神经
	喙肱肌	肩关节前屈和内收	
	肱肌	屈肘关节	
后群	肱三头肌	伸肘关节	桡神经

3. 前臂肌（muscles of the forearm）

观察内容：前臂肌位于尺、桡骨周围，共有19块肌，可分为前、后两群。其中前群9块，后群10块。前群主要是屈肌和旋前肌，后群主要是伸肌和旋后肌。其中具有旋前作用的有旋前圆肌和旋前方肌，具有旋后作用的有肱二头肌和旋后肌（表3-8）。

表3-8　前臂肌的主要作用和神经支配

肌　群		名　　称	主要作用	神经支配
前群	第一层	肱桡肌	屈肘关节	桡神经
		旋前圆肌	屈肘、前臂旋前	正中神经
		桡侧腕屈肌	屈腕	正中神经
		掌长肌	屈腕	正中神经
		尺侧腕屈肌	屈腕	尺神经
	第二层	指浅屈肌	屈腕、屈2～5指	正中神经
	第三层	指深屈肌	屈腕、屈2～5指	正中神经、尺神经
		拇长屈肌	屈拇指	正中神经
	第四层	旋前方肌	前臂旋前	正中神经

续表3-8

肌群		名　称	主要作用	神经支配
后群	浅层	桡侧腕长伸肌	伸腕	桡神经
		桡侧腕短伸肌	伸腕	
		指伸肌	伸腕、伸指	
		小指伸肌	伸腕、伸指	
		尺侧腕伸肌	伸腕	
	深层	旋后肌	前臂旋后	桡神经
		拇长展肌	拇指外展	
		拇短伸肌	伸拇指	
		拇长伸肌	伸拇指	
		示指伸肌	伸示指	

4. 手肌 (muscles of the hand)

观察内容：手肌短小，集中配布于手的掌面，主要运动手指，分为外侧、中间和内侧3群（表3-9）。

表3-9　主要手肌的作用和神经支配

肌　群	名　称	主要作用	神经支配
外侧群	拇短展肌	外展拇指	正中神经
	拇短屈肌	屈拇指	正中神经
	拇对掌肌	拇指对掌	正中神经
	拇收肌	内收拇指	尺神经
中间群	蚓状肌	屈掌指关节、伸指间关节	正中神经、尺神经
	骨间掌侧肌	内收第2、4、5指	尺神经
	骨间背侧肌	外展第2、3、4指	尺神经
内侧群	小指展肌	外展小指	尺神经
	小指短屈肌	屈小指	
	小指对掌肌	小指对掌	

（二）下肢肌 (muscles of lower limb)

观察内容：通过下肢肌标本、足肌标本和数字人解剖系统观察。下肢肌包括髋肌、大腿肌、小腿肌和足肌。

1. 髋肌（muscles of the hip）

观察内容：髋肌配布于髋关节周围，起自骨盆，止于股骨，主要运动髋关节，可分为前、后两群。前群有髂腰肌和阔筋膜张肌；后群主要有臀大、中、小肌和梨状肌。

（1）髂腰肌（iliopsoas）

髂腰肌由髂肌和腰大肌组成，腰大肌起自腰椎体侧面，髂肌起自髂窝，两肌向下会合后经腹股沟韧带深面止于股骨小转子。

（2）臀大肌（gluteus maximus）

臀大肌位于臀部浅层，略呈方形，起自髋骨和骶骨背面，止于股骨的臀肌粗隆和髂胫束。

（3）梨状肌（piriformis）

梨状肌起自骶骨前面，穿出坐骨大孔止于股骨大转子；坐骨大孔被梨状肌分隔成为梨状肌上孔和梨状肌下孔（表3-10）。

表3-10　主要髋肌的作用和神经支配

肌　群	名　　称	主要作用	神经支配
前群	髂腰肌	屈髋关节	腰神经
	阔筋膜张肌	紧张阔筋膜	臀上神经
后群	臀大肌	伸髋关节	臀下神经
	臀中肌	外展髋关节	臀上神经
	臀小肌	外展髋关节	臀上神经
	梨状肌	外展、外旋髋关节	骶丛分支

2. 大腿肌（muscles of the thigh）

观察内容：大腿肌位于股骨周围，分为前群、后群和内侧群（表3-11）。

（1）缝匠肌（sartorius）

缝匠肌是全身最长的肌，呈窄长的带状，起自髂前上棘，止于胫骨上端内侧面。

（2）股四头肌（quadriceps femoris）

股四头肌是全身体积最大的肌，其四个头分别为股直肌、股内侧肌、股中间肌和股外侧肌。股直肌起自髂前下棘，其余三头均起自股骨，四头合并向下移行为肌腱，包绕髌骨下延为髌韧带止于胫骨粗隆。

（3）股二头肌（biceps femoris）

股二头肌长头起自坐骨结节，短头起自股骨粗线，会合后以长腱止于腓骨头。

表3-11　大腿肌的主要作用和神经支配

肌 群	名 称	主要作用	神经支配
前群	缝匠肌	屈髋关节、屈膝关节	股神经
	股四头肌	屈髋关节、伸膝关节	
内侧群	股薄肌	内收、外旋髋关节	闭孔神经
	耻骨肌		
	长收肌		
	短收肌		
	大收肌		
后群	股二头肌	伸髋关节、屈膝关节	坐骨神经
	半腱肌		
	半膜肌		

3. 小腿肌（muscles of the leg）

观察内容：小腿肌位于胫、腓骨周围，分为前群、后群和外侧群（表3-12）。

小腿三头肌（cricepssurae）

小腿三头肌包括浅面的腓肠肌和深面的比目鱼肌，腓肠肌的两个头分别起自股骨内、外侧髁的后面，比目鱼肌起自胫、腓骨后面上部，二者的肌腱向下合成跟腱，止于跟骨结节。

表3-12　小腿肌的主要作用和神经支配

肌 群	名 称	主要作用	神经支配
前 群	胫骨前肌	足背屈、内翻	腓深神经
	姆长伸肌	足背屈、伸姆趾	
	趾长伸肌	足背屈、伸2～5趾	
外侧群	腓骨长肌	足跖屈、外翻	腓浅神经
	腓骨短肌		
后 群　浅层	腓肠肌	屈小腿、足跖屈	胫神经
	比目鱼肌	足跖屈	

肌　群	名　　称	主要作用	神经支配
深层	趾长屈肌	足跖屈、屈第2～5趾	胫神经
	胫骨后肌	足跖屈、内翻	
	蹞长屈肌	足跖屈、屈蹞趾	

4. 足肌 〔muscles of the foot〕

观察内容：足肌分为足背肌和足底肌，主要作用是屈、伸趾和维持足弓。

六、案例分析

患者某，男性，34岁，打篮球时突感右足跟部崩裂响声，伴疼痛及足部活动受限，入院查体后诊断为右跟腱断裂。请问：①跟腱是哪块肌的肌腱？②该肌位于什么部位，有何作用？

七、思考题

（1）试述具有旋前和旋后功能的肌各有哪些？

（2）对照标本指出维持身体直立的肌主要有哪些？

（3）运动髋关节、膝关节和踝关节的骨骼肌有哪些？各有何作用？

肌学思维导图

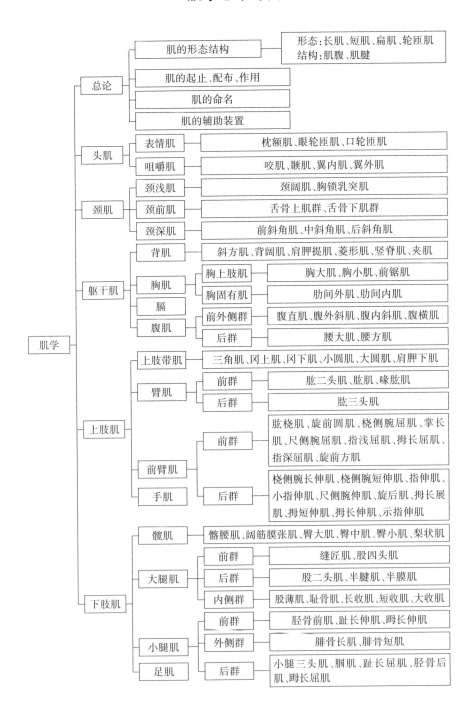

第二编　内脏系统

第四章

消化系统

实验八 消化系统

一、学习目标

知识目标：熟悉咽峡的构成，牙的种类和排列、牙的形态和构造并能充分运用；归纳颏舌肌的位置、起止和作用；概括大唾液腺的名称、位置、形态及腺管的开口部位；熟悉咽的位置、形态、分布、交通并能充分运用；归纳食管的位置及分布，食管的三个狭窄部的位置及其临床意义；归纳胃的位置、形态和分布；概括小肠的分布；归纳十二指肠位置、分布及各部的形态结构特点；概括空、回肠的位置；归纳大肠的分布及结肠的形态特点；概括盲肠、阑尾的位置，阑尾根部的体表投影；归纳结肠的分布及各部的位置；归纳直肠和肛管的位置和形态构造；熟悉肝的位置、形态特点并能充分运用；归纳胆囊的位置、形态分布和胆囊底的体表投影，胆囊三角的构成及内容；概括输胆管道的组成、走形，胆汁产生部位及其排出途径；归纳胰的位置、形态和分布；阐述舌的形态和黏膜特征；概述鼻咽、口咽、喉咽的位置和形态结构；阐述肝的体表投影；描述口腔的境界和分布，唇、颊和腭的形态；了解乳牙和恒牙的牙式；说出舌肌的配布和功能，胃壁的构造；辨别空、回肠的形态结构特征。

能力目标：具有记录牙的位置的能力；具有辨别舌黏膜上四种乳头的能力；具有能够在标本上指出咽部各结构的能力；利用解剖学知识，能够分析小儿易发中耳炎的原因；利用解剖学知识，具有能够分析食管异物滞留部位的能力；具有分析辨别大肠和小肠的能力；具有能联系临床分析阑尾易发生炎症的解剖学因素的能力。

素质、情感价值观目标：培养学生坚持不懈和勇于创新的科学精神；让学生认识到随着科技知识的进步相关医学领域就会得到长足发展，会给病人带来福音；并且鼓励学生要勇攀科学高峰，掌握先进的医学知识，造福人类。

二、实验要求

（1）对照全消化系统观标本，识别消化系统各器官的名称和位置。

（2）通过头颈部正中矢状切面标本、口腔咽峡标本观察口腔的境界及分布，腭扁桃体的位置和形态结构、咽峡的构成、牙的形态和构成、舌的形态和黏膜特点、颏舌肌的起止、位置和作用。

（3）通过大唾液腺标本观察腮腺、下颌下腺和舌下腺及其导管。

（4）观察咽的位置、分布以及各部的形态结构和交通。

（5）通过食管、胃、小肠和大肠标本观察胃、十二指肠、空回肠和大肠的位置、起止、分布和形态特征；注意观察食管的三个狭窄、空肠和回肠的区别、结肠的结构特点以及阑尾的形态位置。

（6）通过肝外形标本观察肝和胆囊的形态特点，注意肝的分叶、各面的重要结构和肝外胆道。

（7）通过胆道十二指肠胰腺标本观察胆囊、肝内胆管、肝外胆管、胰腺、肝胰壶腹和十二指肠大乳头；注意观察胆囊底的体表投影，肝外胆道的组成及胆汁排泄途径，胆总管和胰管的汇合部位。

三、实验重点和难点

实验重点：腮腺管乳头，咽峡，牙的外形、种类和排列，牙组织、牙周组织，舌黏膜，腮腺、下颌下腺、舌下腺，咽的位置、形态和分布，食管的位置、分布及狭窄，胃的形态、分布及位置，十二指肠的位置、形态和分布，空肠和回肠的区别，阑尾的位置、根部的体表投影，结肠的结构特征和分布，直肠的位置、形态结构，骶曲和会阴曲，肛管的形态结构，肝的形态，肝外胆道系统组成，胆囊的位置、形态、分布、胆囊底的体表投影、胆囊三角的组成，胆总管的位置、开口及胆汁排出途径，胰的分布。

实验难点：咽峡的构成；乳牙和恒牙的牙式；咽的位置、分布、各部的形态结构和交通；肛管的形态结构；胆汁排出途径。

四、实验方法

观察标本、模型和数字人，观看教学录像。

五、实验内容

（一）概述

观察内容：对照全消化系统概观标本，观察消化系统的组成及各器官的位置和形态。消化系统由消化管和消化腺组成。消化管包括口腔、咽、食管、胃、小肠（十二指肠、空肠、回肠）和大肠（盲肠、阑尾、结肠、直肠、肛管），临床上通常把口腔到十二指肠的部分称为上消化道，把空肠以下的部分称为下消化道。消化腺包括小消化腺和大消化腺（大唾液腺、肝、胰）。消化系统的主要功能是摄取食物，进行物理性和化学性消化，吸收其中的营养物质，排除食物残渣。

（二）口腔（oral cavity）

观察内容：通过口腔及咽峡标本、模型和数字人解剖系统观察。口腔前壁为唇，两侧壁为颊，上壁为腭，下壁为口腔底，向前经口裂通外界，向后经咽峡通咽。口腔借上、下颌骨的牙弓分为口腔前庭和固有口腔两部分。

1. 腭（palate）

观察内容：腭由前2/3的硬腭和后1/3的软腭构成。腭垂、两侧腭舌弓和舌根共同围成咽峡，是口腔和咽的分界。

2. 牙（teeth）

观察内容：牙嵌于上、下颌骨的牙槽内，分别称上、下牙弓；乳牙为20个，恒牙为32个；牙的外形分为牙冠、牙根和牙颈3部分。

3. 舌（tongue）

观察内容：舌分为舌根和舌体两部分。舌背面黏膜表面的舌乳头分为4种：丝状乳头、叶状乳头、菌状乳头和轮廓乳头。舌腹面有舌系带，其根部两侧有舌下阜，舌下阜向后外侧延续为舌下襞。

4. 唾液腺 (salivary gland)

观察内容：大唾液腺共有3对，腮腺、下颌下腺和舌下腺。①腮腺位于耳廓前下方，略呈不规则的三角形，腮腺管开口于平对上颌第二磨牙牙冠的颊黏膜处。②下颌下腺位于下颌骨体内面的下颌下腺凹处，呈卵圆形，其腺管开口于舌下阜。③舌下腺位于口腔底舌下襞深面，其腺管分为大、小两种，大管开口于舌下阜，小管开口于舌下襞。

（三）咽（pharynx）

观察内容：通过头颈部矢状切面标本和咽腔标本观察。咽是一个前后略扁的肌性管道，向下续于食管。咽腔从上而下分为鼻咽、口咽和喉咽。①鼻咽经鼻后孔通鼻腔，其侧壁有咽鼓管咽口，经咽鼓管通鼓室。②口咽经咽峡通口腔，其侧壁有腭扁桃体。③喉咽经喉口通喉腔。

（四）食管（esophagus）

观察内容：通过食管标本和数字人解剖系统观察。①食管为前后扁平的肌性管，上端于第6颈椎体下缘水平续咽，下端于第11胸椎体水平与胃相连，全长约25 cm。②食管按行程分为颈部、胸部和腹部三部分。③食管的3个生理性狭窄：第一个狭窄在食管起始处，距切牙约15 cm；第二个狭窄在食管与左主支气管交叉处，距切牙约25 cm；第三个狭窄在食管穿过膈的食管裂孔处，距切牙约40 cm。

（五）胃（stomach）

观察内容：通过胃外形标本和数字人解剖系统观察。①胃在中度充盈时，大部分位于左季肋区，小部分位于腹上区。②胃有前、后两壁，大、小两弯和出、入两口；胃的入口称贲门、出口称幽门。③胃通常分为贲门部、胃底、胃体和幽门部（幽门部又被中间沟分为幽门管和幽门窦）四部分。

胃床歌诀

前邻肝膈腹前壁，后依结肠胰肾脾。

（六）小肠（small intestine）

1. 十二指肠（duodenum）

观察内容：通过全消化系统概观标本、十二指肠标本和数字人解剖系统观察。十二指肠长约25 cm，呈"C"形包绕胰头，可分为上部、降部、水平部和升部。

（1）上部起自胃的幽门，其近幽门处黏膜面光滑无皱襞，称十二指肠球，为十二指肠溃疡的好发部位。

（2）降部起自十二指肠上曲，降部的后内侧壁有十二指肠大乳头，为胆总管和胰管共同开口处，距切牙约75 cm；十二指肠大乳头上方1～2 cm处有时可见十二指肠小乳头。

（3）水平部起自十二指肠下曲，向左横过下腔静脉和第3腰椎前面移行为升部。

（4）升部起自水平部末端，在第2腰椎体左侧转向前下，形成十二指肠空肠曲，下续空肠；十二指肠空肠曲借十二指肠悬韧带（Treitz韧带）悬吊固定于腹后壁。

十二指肠歌诀

四部上降下和升，右包胰头C字形；

降部后内有乳头，胆总胰管同开口。

---

2. 空肠和回肠（jejunum and lleum）

观察内容：通过全消化系统概观标本、空、回肠标本和数字人解剖系统观察。空肠和回肠均由肠系膜悬系于腹后壁。空肠和回肠形态结构不尽相同（表4-1），但变化是逐渐发生的，故空、回肠之间无明显界线。空肠起自十二指肠空肠曲，约占全长的近端2/5；回肠下端接盲肠，约占全长的远端3/5。

表4-1 空肠和回肠形态结构比较

项 目	空 肠	回 肠
位置	腹腔左上部	腹腔右下部
肠壁厚度	肠壁较厚	肠壁较薄
肠管管径	管径较大	管径较小
黏膜环形皱襞和肠绒毛	密而高	疏而低
血供和颜色	血供丰富、色红润	血供较少、色较淡
孤立淋巴滤泡	散在	较多
集合淋巴滤泡	无	有

（七）大肠（large intestine）

观察内容：通过全消化系统概观标本、结肠标本、盲肠和阑尾标本、直肠肛管标本和数字人解剖系统观察。大肠包括盲肠、阑尾、结肠、直肠和肛管。

1. 盲肠（cecum）

观察内容：盲肠位于右髂窝，全长6～8 cm，下端为盲端，上续是结肠，其肠管形态结构与结肠相似（见结肠）。回肠末端开口于盲肠，开口处有回盲瓣。

2. 阑尾（vermiform appendix）

观察内容：阑尾为一蚓状突起，根部连于盲肠后内方，远端游离，长6～8 cm。阑尾与盲肠共同位于右髂窝，其位置多变，中国人以回肠前、下位和盲肠后位为多，其次为盆位。三条结肠带汇聚于阑尾根部。阑尾根部体表投影通常在脐与右髂前上棘连线的外、中1/3交点处，称麦氏点（McBurney）点，急性阑尾炎时，此点附近有明显压痛，具有一定的诊断价值。

3. 结肠（colon）

观察内容：结肠围绕在空、回肠周围，始于盲肠，终于直肠。结肠按其位置和形态，可分为升结肠、横结肠、降结肠和乙状结肠四部分。盲肠和结肠均具有3种特征性结构：结肠带、结肠袋和肠脂垂。

4. 直肠（rectum）

观察内容：直肠位于小骨盆腔后部、骶骨前方，全长10～14 cm。其矢状面上有骶曲和会阴曲两个弯曲。直肠下端膨大为直肠壶腹。直肠腔内有3个直肠横襞，其中位于右前壁的直肠横襞大而明显，位置恒定，距肛门约7 cm，可作为直肠镜检查的定位标志。

5. 肛管（anal canal）

观察内容：肛管位于盆膈以下，长3～4 cm，上续直肠，终于肛门。肛管内有6～10条纵行黏膜皱襞称为肛柱；其下端有半月状黏膜皱襞相连，称为肛瓣；肛瓣与相邻肛柱下端围成小隐窝称为肛窦。肛瓣与肛柱下端共同连成锯齿状环形线为齿状线（齿状线以上为黏膜，以下为皮肤）；齿状线下方有肛梳，肛梳下缘有浅蓝色环形线称为白线，是肛门内、外括约肌的分界处。

大肠歌诀

大肠四周围成框，空肠回肠框内藏；

结肠袋带肠脂垂，三大特点记心上；

盲肠位居右髂窝，阑尾根部连于盲；

麦兰二氏两个点，升横降乙接直肠。

（八）肝（liver）

1. 肝（liver）

观察内容：通过全消化系统概观标本、肝外形标本、肝段标本和数字人解剖系统观察。肝大部分位于右季肋区和腹上区，小部分位于左季肋区。肝呈楔形，可分为膈面、脏面两面，前、后两缘。肝膈面隆凸，被镰状韧带分为右叶和左叶。肝脏面凹凸不平，有"H"形沟，左纵沟前部为肝圆韧带，后部为静脉韧带；右纵沟前部为胆囊窝，后部为腔静脉沟；横沟为肝门（肝固有动脉，肝门静脉，肝左、右管，神经和淋巴管出入肝处）。肝的脏面借"H"形沟分为右叶、左叶、方叶和尾状叶四叶。

肝下面"H"形沟歌诀

右后下腔前胆囊，左后静脉前肝圆；

横为肝门交通口，动脉神经肝管穿；

下面分为四个叶，左右方叶和尾状。

2. 肝外胆道（extrahepatic bile duct）

观察内容：通过全消化系统概观标本、胆道十二指肠胰标本和数字人解剖系统观察。肝外胆道包括肝左管、肝右管、肝总管、胆囊管、胆囊与胆总管。肝总管由肝左管和肝右管汇合而成，长约3 cm，其与胆囊管汇合成胆总管。胆总管长4～8 cm，与胰管汇合共同斜穿十二指肠降部后内侧壁，汇合处形成肝胰壶腹（vater壶腹），其周围有肝胰壶腹括约肌（oddi括约肌）。胆汁由肝细胞分泌，其排出途径如图4-1所示。

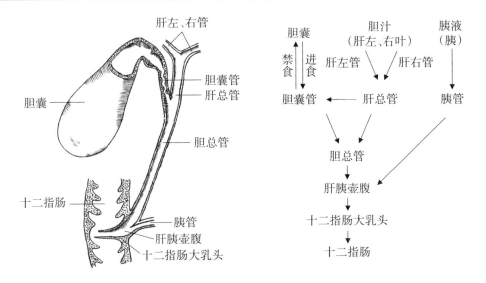

图4-1 胆汁和胰液的产生与排出途径

胆囊（gallbladder）

胆囊位于肝右叶下面的胆囊窝内，似长茄形，容量40～60 mL。胆囊可分为胆囊底、胆囊体、胆囊颈和胆囊管四部分。胆囊管、肝总管和肝的脏面围成的三角形区域称为胆囊三角（calot三角），内有胆囊动脉经过，是胆囊手术中寻找胆囊动脉的标志。胆囊底的体表投影在右锁骨中线与右肋弓相交处，胆囊病变时此处常有压痛。

（九）**胰**（pancreas）

观察内容：通过胆道十二指肠胰标本和数字人解剖系统观察。胰横位于腹后壁，平对第1～2腰椎体前方，呈长条形，色灰红，质软，长14～20 cm。胰可分为胰头、胰体和胰尾三部分。胰兼有内、外两分泌部，内分泌部分泌胰岛素，外分泌部分泌胰液。胰管位于胰实质内，贯穿胰全长，出胰头与胆总管汇合成肝胰壶腹，开口于十二指肠大乳头。

夏穗生（1924—2019年），这位中国器官移植的主要拓荒者曾经说："让我国医学立于世界医学之林，必须开展器官移植，这是祖国的召唤、患者的嘱托。"医学生不仅要学习医学知识，更要有为国家奉献的胸襟和情怀。正如习近平同志在党的二十大报告中指出的，坚持面向世界科技前沿、面向经济主战场、面向国家重大需求、面向人民生命健康，加快实现高水平科技自立自强。以国家战略需求为导向，集聚力量进行原创性引领性科技攻关，坚决打赢关键核心技术攻坚战。

六、案例分析

患者某，女性，45岁，近2年来常有上腹部烧灼样疼痛，伴有反酸、嗳气；3 d前排黑便。胃镜检查示：胃窦溃疡合并十二指肠球部溃疡。请问：①胃镜检查时要经过食管的哪些狭窄？距中切牙的距离如何？②胃的位置、形态和分布如何？何为胃窦？

七、思考题

（1）舌乳头有哪几种？哪些舌乳头含有味蕾？

（2）大唾液腺有哪些？试述其位置及导管开口。

（3）试述肝的位置和形态，通过肝门的结构有哪些？

（4）试述胆汁的产生部位及排出途径。

消化系统思维导图

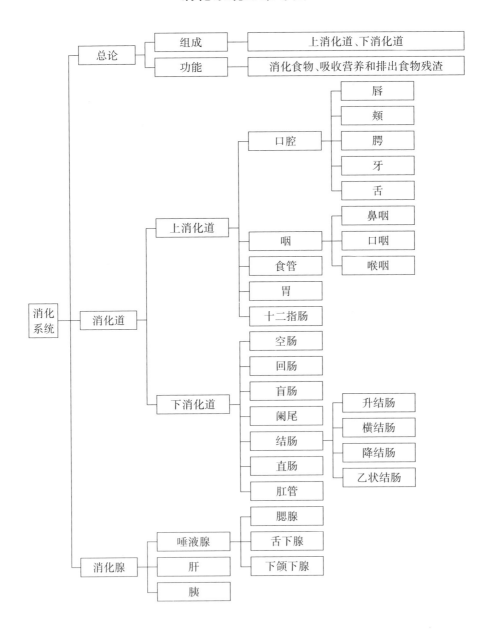

第五章

呼吸系统

实验九　呼吸系统

一、学习目标

知识目标：归纳鼻旁窦的位置、形态特点及开口部位；概括喉的位置，喉软骨的位置、形态结构和主要体表标志，喉腔的分布及各部的形态结构；归纳气管的位置及结构特点；对比左、右主气管的形态差别及临床意义；概括肺的位置、形态和分叶；对比肺门和肺根的概念；类比胸腔、胸膜和胸膜腔的概念；概括胸膜的分布和胸膜隐窝的位置、形态及临床意义；归纳胸膜顶、胸膜下界与肺下界的体表投影；阐述鼻腔的分布及各部的形态结构；说明弹性圆锥的位置、形态特点及临床意义；解释肺段的概念；描述外鼻的形态结构，喉的连结形式及喉肌的组成和作用；了解纵隔的概念、分布及其各部结构。

能力目标：能够讲出气体进入人体的途径；具有在标本上辨别鼻旁窦的位置及开口的能力；具有在标本上辨别出各个喉软骨的能力；联系临床，具有应用解剖学知识分析呼吸道异物梗阻常见部位的能力；具有辨别左、右主支气管的能力；能够区分胸膜和胸膜腔的概念；联系临床，具有应用解剖学知识分析胸膜腔穿刺部位的能力。

素质、情感价值观目标：培养学生爱国爱家的家国情怀；培养医学生的科学精神，鼓励学生积极实践，勇于创新；鼓励学生养成良好的生活习惯，强健体魄，努力学习，掌握科学知识。

二、实验要求

（1）对照呼吸系统全貌标本，识别呼吸系统各器官的名称和位置。

（2）通过颅骨标本、鼻软骨和鼻腔标本观察外鼻、鼻腔和鼻旁窦。

（3）通过喉标本和模型观察喉的位置、主要体表标志，喉软骨及其连结，环甲肌的位置和作用，喉黏膜的形态特征及喉腔的分布。

（4）通过气管及支气管标本、肺段支气管标本观察气管的位置、起止和结构特点，左右支气管的形态差异，讨论其临床意义。

（5）通过肺的形态标本、肺根结构标本观察肺的位置、形态、分叶和肺根的结构。

（6）通过纵隔（左、右侧面）标本和肺胸膜标本观察纵隔、胸膜和肺门，注意胸膜的分布及胸膜窦的位置。

三、实验重点和难点

实验重点：鼻中隔易出血区，上颌窦、额窦、筛窦和蝶窦的位置及开口，弹性圆锥，喉腔的分布、形态结构，左、右主支气管的形态差别，肺的位置、形态、分叶、肺根的组成及各结构的位置关系，壁胸膜的分布，胸膜隐窝的位置及意义。

实验难点：鼻旁窦的位置及开口；喉的组成和喉腔的分布、形态结构；纵隔的概念和位置。

四、实验方法

观察标本、模型和数字人，观看教学录像。

五、实验内容

（一）概述

观察内容：对照呼吸系统全貌标本，观察呼吸系统的组成及各器官的位置和形态。呼吸系统由呼吸道和肺组成。呼吸道包括鼻、咽、喉、气管和各级支气管等；临床上通常把鼻、咽、喉称为上呼吸道，把气管、支气管及其在肺内的各级分支称为下呼吸道。肺由肺泡和肺内各级支气管构成。呼吸系统的主要功能是进行气体交换，肺泡是进行气体交换的场所。

（二）鼻（nose）

观察内容：通过呼吸系统标本和数字人解剖系统观察。鼻是呼吸道的起始部，也是嗅觉器官，可分为外鼻、鼻腔和鼻旁窦四部分。

1. 外鼻（external nose）

观察内容：外鼻位于面部中央，呈三棱椎体形，有鼻根、鼻背、鼻尖和鼻翼等部，左、右鼻翼下方各围成一个鼻孔，内通鼻腔。

2. 鼻腔（nasal cavity）

观察内容：鼻腔被鼻中隔分为左、右两腔，向前经鼻孔通外界，向后经鼻后孔通鼻咽；每侧鼻腔被鼻阈分为鼻前庭和固有鼻腔两部分。鼻前庭由鼻翼围成，内衬皮肤，生有鼻毛。固有鼻腔由骨性鼻腔外覆黏膜构成，其外侧壁有上鼻甲、中鼻甲和下鼻甲，各鼻甲下方有对应的上鼻道、中鼻道和下鼻道。鼻中隔前下部黏膜较薄，内有丰富血管吻合丛，容易出血，称为易出血区（Little区）。鼻黏膜按其生理功能分为嗅区和呼吸区：嗅区位于上鼻甲和其相对应的鼻中隔上部黏膜，活体呈苍白色或淡黄色，内含嗅细胞，具有嗅觉功能；嗅区以外的部分为呼吸区，活体呈淡红色。

3. 鼻旁窦（paranasal sinuses）

观察内容：鼻旁窦共有四对，即额窦、筛窦、蝶窦和上颌窦，均为位于同名骨内的含气空腔。上颌窦、额窦及筛窦的前、中两群均开口于中鼻道，筛窦后群开口于上鼻道，蝶窦开口于蝶筛隐窝。上颌窦是鼻旁窦中最大的一对，呈椎体形，其窦口位置高于窦底，故引流不畅，易发生感染和窦内积脓。

（三）喉（larynx）

观察内容：通过呼吸系统全貌标本、喉软骨标本、喉矢状切标本和喉肌标本观察。喉位于颈前部中份，平对第4～6颈椎体；上通喉咽，下接气管；喉由喉软骨、喉软骨间的连结、喉肌和黏膜组成。

1. 喉软骨（laryngeal cartilages）

观察内容：喉软骨构成喉的支架，包括单块的甲状软骨、环状软骨、会厌软骨和成对的杓状软骨。

（1）甲状软骨：位于舌骨下方，由左、右两块甲状软骨板在正中面结合而成，结合处称甲状软骨前角，其上端向前突出称喉结；板的后缘向上、下均有突起，分别称上角和下角。

（2）环状软骨：位于甲状软骨下方，向下接气管，形似指环，前部低窄称环状软骨弓，后部高宽称环状软骨板。

（3）会厌软骨：位于舌根后方，上宽下窄，形似树叶，上缘游离，下端借韧带连于喉结的后下方，其表面覆以黏膜构成会厌。

（4）杓状软骨：位于环状软骨板上方，左右各一，形似三棱锥形。由底部向前伸出的突起称声带突，有声带附着；向外伸出的突起称肌突，有喉肌附着。

2. 弹性圆锥（conus elasticus）

观察内容：弹性圆锥又称环甲膜，为圆锥形弹性纤维膜，下缘附于环状软骨弓上缘，上缘游离，张于甲状软骨前角与杓状软骨声带突之间，称声韧带，是发音的主要结构。

3. 喉腔（laryngeal cavity）

观察内容：喉腔两侧壁有上、下两对黏膜皱襞，上方的称前庭襞，两侧前庭襞之间的裂隙为前庭裂，下方的称声襞，两侧声襞及杓状软骨间的裂隙为声门裂。声门裂是喉腔最狭窄的部位。喉腔借前庭襞和声襞分为喉前庭、喉中间腔和声门下腔3部分。喉中间腔向两侧突出的隐窝称喉室。

> **喉歌诀**
>
> 甲环软骨杓会厌，喉结相交标志显；
>
> 环甲环杓两关节，两组喉肌功能全；
>
> 喉腔分为前中下，黏膜与咽相续连；
>
> 中腔最窄下腔松，水肿阻塞很危险；
>
> 环甲韧带掌握准，及时切开莫迟延。

（四）气管（trachea）

观察内容：通过呼吸系统全貌标本和气管标本观察。气管位于食管前方，上平第6颈椎体下缘起自环状软骨，下至胸骨角平面分为左、右主支气管，分叉处称气管杈；气管杈内面有一向上凸的半月状嵴，称气管隆嵴，是气管镜检查的定位标志。气管由16～20个"C"形气管软骨环以及连接各环的平滑肌和结缔组织构成，后壁缺少软骨，由平滑肌和结缔组织封闭。

（五）支气管（bronchi）

观察内容：通过呼吸系统全貌标本、支气管树标本和数字人解剖系统观察。支气管指由气管分出的各级分支，气管在胸骨角平面分为左、右主支气管（第一级分支），左、右主支气管至肺门处分出肺叶支气管（第二级分支），肺叶支气管入肺后再分为肺段支气管（第三级分支），并在肺内反复分支，呈树枝状，称为支气管树。主支气管左、右各一，左主支气管细而长，走行较水平；右主支气管粗而短，走行较陡直。故临床上气管内异物多堕入右主支气管。

（六）肺（lung）

观察内容：通过呼吸系统全貌标本、肺的形态标本和数字人解剖系统观察。肺位于胸腔内，左、右各一，分居于纵隔的两侧，质软而轻，呈海绵状富有弹性。左肺狭长，右肺宽短；左肺被斜裂分为上、下两叶，右肺被斜裂和水平裂分为上、中、下三叶。肺形似圆锥形，有一尖、一底、两面和三缘。肺尖呈钝圆形，高出锁骨内侧上方2~3 cm。肺底位于膈上方，向上凸，又称膈面。肋面隆凸，邻接肋骨和肋间肌；内侧面邻贴纵隔，中央凹陷处称肺门，是主支气管、肺动脉、肺静脉、淋巴管和神经等进出肺之处；这些结构被结缔组织包绕在一起，称为肺根。肺前缘锐利，左肺前缘下半有心切迹；后缘圆钝；下缘较锐薄，位于膈和胸壁之间。

（七）胸膜（pleura）

观察内容：通过纵隔标本、肺胸膜标本和数字人解剖系统观察。胸膜是一层薄而光滑的浆膜，可分为脏胸膜和壁胸膜两部分，两者在肺根处相互移行，形成左、右两个互不相通的潜在封闭腔隙，称为胸膜腔，胸膜腔内呈负压。脏胸膜紧贴肺表面，并伸入肺叶间裂内。壁胸膜根据位置不同分为四部分：①肋胸膜覆盖于肋骨和肋间肌内面；②膈胸膜覆盖于膈上面；③纵隔胸膜衬贴于纵隔的两侧面；④胸膜顶覆盖于肺尖上方，突出胸廓上口。各部胸膜转折或移行处的胸膜腔，即使在深吸气时肺缘也不能伸入其中，称为胸膜隐窝。其中最重要的胸膜隐窝位于肋胸膜和膈胸膜的转折处，称为肋膈隐窝，是胸膜腔最低部位，此处也是胸膜腔炎症时渗出物首先积存的部位。

（八）纵隔（mediastinum）

观察内容：通过纵隔标本和数字人解剖系统观察。纵隔是两侧纵隔胸膜之间的全部器官、结构和结缔组织的总称。前界为胸骨，后界为脊柱胸段，两侧界为纵隔胸膜，上界为胸廓上口，下界为膈。纵隔以胸骨角平面为界分为上纵隔和下纵隔，下纵隔又以心包为界，分为前、中、后纵隔。观察纵隔标本时注意各纵隔内的脏器和结构。

　　海姆立克（Heimlich）急救法是美国医生海姆立克先生发明的。1974年，他做了关于腹部冲击法解除呼吸道异物的首次报告，此后该法在全世界被广泛应用，拯救了无数患者，因此该法被人们称为"生命的拥抱"。同学们课后可以查阅资料，了解和学习相关内容，并积极实践，勇于创新。

六、案例分析

　　患者某，男性，53岁，因头部外伤致深昏迷急诊入院，头部CT示蛛网膜下腔出血、硬膜外血肿。全麻下行硬膜外血肿清除术，术后转入重症监护病房，当晚突发呼吸骤停，血氧饱和度68%，立即行气管切开术，吸出大量脓痰及胃内容物，随后患者恢复自主呼吸。请问：①喉软骨有哪几种，各有何特点？②临床上气管切开术应选取哪个部位，为什么？

七、思考题

（1）试述左、右支气管的特点及临床意义。
（2）试述胸膜的分布，并说明胸腔和胸膜腔的区别。
（3）试述纵隔的概念、分布和内容物。

呼吸系统思维导图

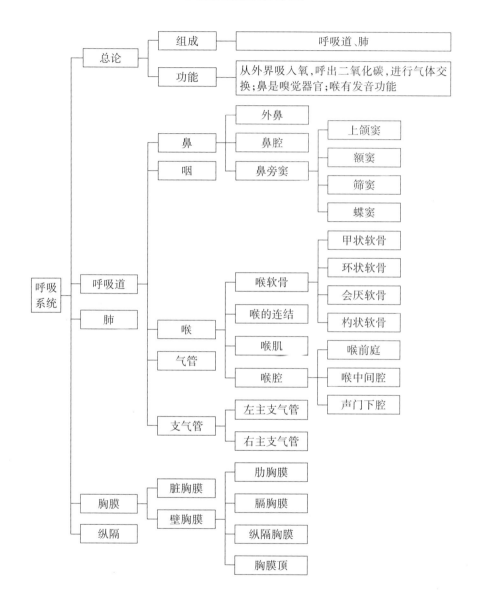

第六章 ●

泌尿系统

实验十 泌尿系统

一、学习目标

知识目标：熟悉肾的形态、位置和内部结构；归纳肾门、肾蒂和肾窦的概念，肾的被膜及临床意义；概括输尿管的位置、形态和分布；归纳输尿管3个狭窄部的位置及临床意义；归纳膀胱的位置、形态分布；概括膀胱三角和输尿管间襞的位置、形态特点及临床意义；描述肾段血管、肾段的概念；复述女性尿道的形态特点、开口部位及临床意义；归纳男性尿道的分布，各部形态特点及3个狭窄、3个扩大和两个弯曲的位置、名称及临床意义。

能力目标：具有在标本上指出肾的各个结构的能力；具有识别输尿管各分布和狭窄的能力；联系临床，具有能应用解剖学知识分析泌尿系统结石嵌顿部位的能力；具有能够指出男性尿道的分布、3个狭窄、3个扩大的能力。

素质、情感价值观目标：鼓励学生追求真理，坚定信念，崇尚科学；培养学生的竞争意识，明白优胜劣汰的道理，努力学习，掌握科学知识。

二、实验要点

（1）对照男、女性泌尿生殖系统全貌标本，观察泌尿系统各器官的位置和形态。

（2）通过肾标本、肾与输尿管标本和肾剖面标本观察肾的位置、形态、被膜、内部结构、肾门、肾蒂、肾窦、肾盂和输尿管等。

（3）通过男、女性输尿管走行标本观察男、女性输尿管的位置、形态、起止、分段和狭窄部位。

（4）通过膀胱侧面观和前面观标本观察其位置、形态和膀胱三角的位置及其黏膜特征。

（5）通过男、女性盆腔正中矢状切面标本观察男、女性尿道的位置、毗邻、形态特点及开口部位。

三、实验重点和难点

实验重点：肾的形态、结构、位置、被膜；肾蒂的组成及各结构的位置关系；膀胱的位置、形态，膀胱三角的位置和黏膜特点。

实验难点：肾的被膜。

四、实验方法

观察标本、模型和数字人，观看教学录像。

五、实验内容

（一）概述

观察内容：对照男、女性泌尿系统原位标本，观察泌尿系统的组成及各器官的位置和形态。泌尿系统由肾、输尿管、膀胱和尿道组成，主要功能是排出机体内能溶于水的代谢产物，保持机体内环境的平衡和稳定。肾生成尿液，输尿管输送尿液至膀胱储存，最后通过尿道排出体外。男性尿道兼有排精功能。

（二）肾（kidney）

1. 形态

观察内容：通过肾外形标本观察肾的形态。肾是成对的实质性器官，形似蚕豆。肾有上、下两端，前、后两面，内、外侧两缘。肾上端宽薄，下端窄厚；前面较凸，后面平坦，紧贴腹后壁。肾外侧缘隆凸，内侧缘中部凹陷称肾门，是肾的血管、神经、淋巴管及肾盂出入之处，这些结构被结缔组织包裹称肾蒂。右侧肾蒂较短，肾蒂内结构从前向后依次为肾静脉、肾动脉、肾盂；从上向下依次为肾动脉、肾静脉、肾盂。肾门向肾内深入形成一个大腔，称肾窦，窦内容纳肾大盏、肾小盏、肾盂、肾血管、神经、淋巴及脂肪组织等。

肾形态位置歌诀

形如蚕豆表面平，脊柱旁列八字形；

被膜肾蒂腹内压，相邻器官都固定；

左肾上平胸十一，右低半椎十二中；

肾门约对一腰椎，病变肾区叩压疼。

---

2. 构造

观察内容：通过肾的剖面结构标本观察肾的构造。肾实质分为皮质和髓质两部分。肾皮质位于浅层，富含血管，主要由肾小体和肾小管组成，肾皮质伸入肾髓质的部分称肾柱。肾髓质位于肾皮质的深部，血管较少，由密集的肾小管组成，它们构成15～20个肾锥体，肾锥体尖端朝向肾窦，称肾乳头。肾乳头被漏斗状的肾小盏包绕，肾小盏汇合成肾大盏，肾大盏再汇合成肾盂，肾盂出肾门后变细下行，移行为输尿管。

3. 位置

观察内容：通过泌尿系统原位标本观察肾的位置。肾位于脊柱两侧的腹膜后方，紧贴腹后壁。右肾受肝的影响比左肾略低。临床上将竖脊肌外侧缘与第12肋的夹角处称肾区。

4. 被膜

观察内容：肾的表面包有3层被膜，由内向外为纤维囊、脂肪囊和肾筋膜。①纤维囊薄而坚韧，紧贴在肾实质表面，易剥离。临床上修复肾破裂或部分切除时须缝合此膜。②脂肪囊为包在纤维囊外面的脂肪层，对肾起弹性垫样的保护作用，临床上肾囊封闭即将麻药注入肾脂肪囊内。③肾筋膜位于脂肪囊外，分前、后两层包裹肾和肾上腺，肾筋膜两层向上、向外侧融合，向下分离，输尿管行于两层之间。

（二）输尿管（ureter）

观察内容：通过泌尿系统全貌标本观察。输尿管为一对细长肌性管道，起自肾盂，终于膀胱，长25～30 cm。输尿管根据其行程可分为腹部、盆部和壁内部3部分。输尿管全程有3处生理性狭窄：①肾盂与输尿管移行处；②输尿管跨过髂血管处；③输尿管壁内部。这些狭窄处常是输尿管结石的滞留部位。

（三）膀胱（urinary bladder）

观察内容：通过泌尿系统全貌标本、膀胱标本观察。膀胱位于小骨盆腔前部，前方邻耻骨联合。男性膀胱后方邻精囊、输精管壶腹和直肠，下方邻前列腺；女性膀胱后方邻子宫和阴道，下方邻尿生殖膈。膀胱空虚时呈三棱椎体形，分尖、底、体和颈4个部分。膀胱尖朝向前上方，膀胱底朝向后下方，膀胱尖和膀胱底之间为膀胱体，膀胱最下部与尿道相接处为膀胱颈。膀胱底内面左、右输尿管口和尿道内口之间的三角形区域称为膀胱三角，此处膀胱的黏膜与肌层紧密连接，缺少黏膜下层，无论膀胱空虚或充盈，黏膜都保持平滑；膀胱三角是膀胱结核和肿瘤的好发部位。

（四）尿道（urethra）

1.女性尿道（female urethra）

观察内容：女性尿道起自膀胱的尿道内口，向下穿过尿生殖膈，以尿道外口开口于阴道前庭。女性尿道宽、短而直，长约5 cm，只有排尿功能。

2.男性尿道（male urethra）

观察内容：男性尿道兼有排尿和排精功能，详见男性生殖系统。

> **尿道歌诀**
> 男性尿道长狭弯，女性尿道短直宽。

约瑟夫·默里（Joseph Murray，1919—2012）是肾移植的开辟者，20世纪50年代，他完成了第一例同卵双胞胎之间肾移植的手术。器官移植技术从根本上改变了某些疾病的治疗方式，对推动医学发展发挥了巨大作用。默里从事外科医学48年，他曾表示唯一的愿望是"使更多的人活着"，他为了自己的信仰，坚持不懈，克服重重困难，勇于探索，最终创造了历史。医学研究的不断进步，就是要有这种坚定信念，追求真理，坚持不懈，勇于探索的科学精神。

六、案例分析

患者某，男性，52岁，两周前无明显诱因出现右腰部绞痛，伴肉眼血尿。去医院行B超检查发现双侧肾结石，给予药物解痉、排石治疗，自诉发现有少量结石颗粒排出，后症状缓解。请问：肾结石在排出体外过程中，需要经过哪些器官或结构？容易嵌顿在哪些部位？

七、思考题

（1）试述肾门、肾窦和肾蒂的区别。

（2）试述膀胱三角及其临床意义。

泌尿系统思维导图

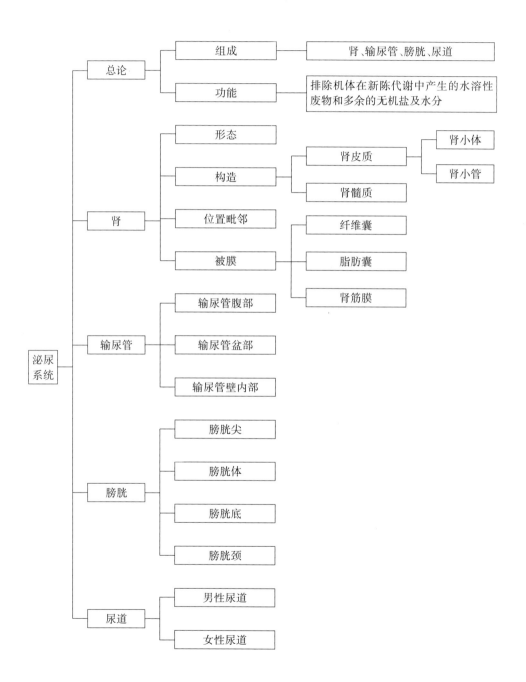

第七章

生殖系统

实验十一　生殖系统

一、学习目标

知识目标：归纳睾丸、附睾的位置、形态结构和功能；归纳阴囊的构成及功能，睾丸和精索3层被膜与腹前壁各层的延续关系；概括输精管的行程、分布及输精管结扎的部位；熟悉精索的组成和位置并能充分运用；概括前列腺的位置、形态结构及分叶；归纳男性尿道的分布，各部形态特点及3个狭窄、3个扩大和2个弯曲的位置、名称及临床意义；概括射精管合成、行径与开口部位；概括阴茎的形态、分布和构成；描述前列腺的位置和形态，精囊腺的位置和形态，尿道球腺的位置和腺管的开口部位；归纳卵巢的位置、形态及固定装置；熟悉输卵管的形态和分布并能充分运用；熟悉子宫的位置、形态、分布和固定装置并能充分运用；概括女性乳房的位置、形态和结构特点，归纳女性生殖器的分布、各部所包括的器官；概括阴道的位置、形态及阴道穹的毗邻；描述女性外生殖器的形态结构、阴道前庭、阴道口和尿道外口的位置。

能力目标：具有辨认内生殖器及生殖管道各部的能力；具有能够指出男性尿道的分布、3个狭窄、3个扩大的能力；联系临床，具有分析隐睾发生的解剖学基础的能力。

素质、情感价值观目标：培养学生的感恩之心，回报母爱，回报社会；积极实践，勇于创新；培养学生的大局观。

三、实验要求

（1）对照男、女性生殖系统全貌标本，辨别男、女性生殖系统的各组成器官及其形态特点。

（2）通过睾丸与附睾标本、排精路径标本、男性附属腺标本观察睾丸和附睾的位置、形态，输精管的走行、分布，触摸其硬度，检查精索的位置和构成，前列腺的位置、形态和分叶，精囊与输精管壶腹的位置关系，前列腺与膀胱颈、尿生殖膈和直肠的位置关系。

（3）通过阴茎水平切面标本观察阴茎的构造和3个海绵体的位置和形态关系，区分阴茎头、阴茎体和阴茎根；查看阴茎包皮及阴茎系带的位置和构成；观察阴囊的构造和内容，观察排精路径。

（4）通过男性泌尿生殖系统标本观察男性尿道分布，2个弯曲，3个狭窄，3个膨大的形态和部位。

（5）通过女性内生殖系统标本和子宫的固定装置标本观察卵巢的位置、形态及其与子宫阔韧带的关系；查看卵巢悬韧带、卵巢固有韧带及卵巢系膜；寻找输卵管，观察它的分布及各部的形态特征；观察子宫的位置以及其和膀胱、尿道和直肠的位置关系；子宫的形态和分布；子宫腔与子宫颈管的形态及其连通关系；子宫阔韧带，子宫圆韧带，子宫骶韧带位置、附着和构成；观察阴道的位置和毗邻；查看阴道穹的构成，以及阴道后穹与直肠子宫陷凹的位置关系。

（6）通过女性外生殖器标本辨认阴阜、大阴唇、小阴唇、阴道前庭、阴蒂及尿道内口与阴道口的位置关系。

（7）通过女性乳房标本观察乳头、乳晕、输乳管的排列方向和乳房悬韧带的形态特点。

三、实验重点和难点

实验重点：男性生殖系统的分布及各部所包括的器官；输精管的分布和行径；前列腺的位置、形态；男性尿道的分布、3个狭窄、3个扩大和2个弯曲；卵巢的形态、位置、功能及固定装置，输卵管的子宫部、输卵管峡、输卵管壶腹、输卵管漏斗、输卵管结扎的部位，子宫的位置、形态及子宫的固定装置，乳房结构特点，乳房悬韧带。

实验难点：精索的位置及组成，睾丸和精索三层被膜与腹前壁各层的延续关系；子宫的固定装置。

四、实验方法

观察标本、模型和数字人，观看教学录像。

五、实验内容

（一）概述

观察内容：对照男、女性生殖系统全貌标本，观察生殖系统的组成及各器官的位置和形态。男、女性生殖系统分别由内生殖器（生殖腺、生殖管道、附属腺）和外生殖器组成（表7-1）。生殖系统的主要功能是繁衍后代、种族延续、促进个体第二性征发育及实现性活动。

表7-1　男、女性生殖系统组成简表

项　目		男性生殖系统	女性生殖系统
内生殖器	生殖腺	睾丸	卵巢
	生殖管道	附睾、输精管、射精管、男性尿道	输卵管、子宫、阴道
	附属腺	精囊、前列腺、尿道球腺	前庭大腺
外生殖器		阴囊、阴茎	女外阴

（二）男性生殖系统（male genital system）

1. 睾丸（testis）

观察内容：通过男性生殖系统全貌和睾丸与附睾标本观察睾丸的位置和形态结构。①睾丸位于阴囊内，左右各一，呈微扁的椭圆形，表面光滑。每侧睾丸可分为前、后两缘，上、下两端和内、外侧两面。前缘游离，后缘与附睾和输精管起始段相接触。②睾丸表面致密的灰白色纤维膜为睾丸白膜，其在睾丸后缘深入睾丸实质形成睾丸纵隔，睾丸纵隔发出许多放射状的睾丸小隔，将睾丸实质分成200多个椎体形的睾丸小叶，其内含有数条精曲小管，精曲小管再汇合成精直小管，进入睾丸纵隔吻合成睾丸网，由睾丸网发出12～15条睾丸输出小管进入附睾头。③精曲小管管壁上皮细胞可产生精子，睾丸小叶的间质细胞可产生雄激素。故睾丸的功能主要是分泌雄激素和产生精子，其随性成熟而迅速生长，至老年随着性功能的衰退而萎缩变小。

2. 附睾（epididymis）

观察内容：通过男性生殖系统标本和睾丸与附睾标本观察。附睾附于睾丸的上端及后缘，长条形，上端膨大为附睾头，中部为附睾体，下部变细为附睾尾。附睾头由睾丸输出小管盘曲而成，输出小管汇集成一条附睾管，在附睾尾向后上折转移行为输精管。附睾是精子储存和成熟的场所，也是结核病的好发部位。

3. 输精管（ductus deferens）

观察内容：通过男性生殖系统标本观察。输精管是附睾管的直接延续，长约50 cm，活体触摸时呈细圆索状。输精管根据行程分为四部分：①睾丸部，起于附睾尾，沿睾丸后缘及附睾内侧上升，至睾丸上端进入精索；②精索部，位于睾丸上端与腹股沟管浅环之间，位置表浅，易于触及，输精管结扎术常在此部位进行；③腹股沟部，位于腹股沟管内；④盆部，自腹股沟管深环向内下入骨盆腔，经输尿管末端前上方至膀胱后面，末端膨大形成输精管壶腹，壶腹的下端变细与精囊的排泄管汇合成射精管。

精索是从腹股沟管深环至睾丸上端之间的一条柔软的圆索状结构。精索内主要有输精管、睾丸动脉、蔓状静脉丛、神经丛、淋巴管、腹膜鞘突（鞘韧带）等，其外面有3层被膜包裹，被膜由内向外依次为精索内筋膜、提睾肌和精索外筋膜。

4. 射精管（ejaculatory duct）

观察内容：通过射精管标本观察。射精管由输精管末端与精囊的排泄管汇合而成，长约2 cm，向前下方斜穿前列腺实质，开口于尿道前列腺部。

5. 附属腺（accessory gland）

观察内容：通过男性生殖系统标本和附属腺标本观察。男性附属腺包括精囊、前列腺和尿道球腺，它们分泌的液体参与精液组成。

（1）精囊（seminal vesicle）

精囊位于膀胱底和直肠之间，是一对长椭圆形囊状器官，表面凹凸不平，下端为排泄管，与输精管末端汇合成射精管。

（2）前列腺（prostate）

前列腺位于膀胱颈与尿生殖膈之间，呈板栗状，上端宽大为前列腺底，下端尖细为前列腺尖，底与尖之间为前列腺体。前列腺后面平坦，中线有纵行浅沟为前列腺沟。前列腺实质可分为5叶：前叶、中叶、后叶和两个侧叶；男性尿道在中叶和两侧叶之间通过。前列腺肥大是老年男性常见的疾病，肥大多发生于前列腺中叶和侧叶，可压迫尿道引起排尿困难。前列腺后叶是前列腺肿瘤的好发部位。

（3）尿道球腺（bulbourethral gland）

尿道球腺是一对豌豆大的球形腺体，直径2～3 mm，包埋在尿生殖膈内，排泄管开口于尿道膜部。

前列腺歌诀

前列腺居膀胱下，形态重要栗子大；

五个分叶围尿道，前后左右中叶峡；

老年男性排尿难，首先把它来检查；

直肠前壁仔细摸，前列腺沟有变化。

---

6. 男性外生殖器（male external genital organs）

观察内容：通过男性生殖系统标本、男性尿道标本和阴茎水平切面标本观察。男性外生殖器包括阴囊和阴茎。

（1）阴囊（scrotum）

阴囊位于会阴前面、阴茎下方，为一深色皮肤囊袋结构，一般多皱褶且生有阴毛。阴囊被阴囊中隔分为左、右两半，分别容纳两侧的睾丸、附睾、输精管睾丸部及鞘膜等。

（2）阴茎（penis）

阴茎位于会阴前方，由前向后可分为阴茎头、颈、体和根四部分。阴茎由2个阴茎海绵体和1个尿道海绵体组成。阴茎海绵体左右各一，位于阴茎背侧，其内有很多网孔状血管窦，当血管窦充血时，阴茎即变粗变硬而勃起。尿道海绵体位于阴茎腹侧，尿道贯穿其全长，前、后端均膨大，后端膨大为尿道球，前端膨大为阴茎头。阴茎表面皮肤薄而柔软，易伸展，在阴茎头处折返形成双层环形皱襞，为阴茎包皮，在阴茎腹侧包皮与尿道外口之间有一纵行皮肤皱襞，为包皮系带。做包皮环切手术时，注意勿伤包皮系带，以免影响阴茎的正常勃起。

7. 男性尿道（male urethra）

观察内容：男性尿道起自膀胱的尿道内口，终于阴茎的尿道外口，成年男性尿道长16~22 cm，与女性尿道相比，男性尿道窄、长、弯，且兼有排尿和排精功能。男性尿道全长分为前列腺部、膜部和海绵体部三部分。男性尿道全长有3处狭窄、3处扩大和2个弯曲。3处狭窄分别位于尿道内口、膜部和尿道外口，3处扩大分别位于前列腺部、尿道球部和尿道舟状窝，2个弯曲分别为耻骨下弯和耻骨前弯，其中耻骨下弯较恒定，耻骨前弯在将阴茎上提或阴茎勃起时可变直。

（二）女性生殖系统（female genital system）

1. 卵巢（ovary）

观察内容：通过女性生殖系统标本和女性内生殖器标本观察卵巢的位置和形态结构。①卵巢为实质性器官，呈扁卵圆形，左、右各一，灰红色，位于子宫两侧，盆腔侧壁的髂内、外动脉分叉处的卵巢窝内。②卵巢分内、外侧面，前、后两缘和上、下两端。外侧面对向盆腔侧壁；内侧面朝向盆腔；上端钝圆，与输卵管伞相接触，为输卵管端；下端较细，朝向子宫，借卵巢固有韧带连于子宫，为子宫端；前缘为系膜缘，中央有卵巢门；后缘游离，为独立缘。③卵巢幼年时体积较小，表面光滑，成年后体积增大，随排卵表面形成瘢痕，表面凹凸不平，绝经期以后，卵巢逐渐萎缩。

2. 输卵管（uterine tube）

观察内容：通过女性生殖系统标本和女性内生殖器标本观察。输卵管是位于子宫阔韧带上缘内的两条肌性管道，左、右各一，细长而弯曲，长10~14 cm。内侧端开口于子宫腔，为输卵管子宫口；外侧端在卵巢上方游离，开口于腹膜腔，为输卵管腹腔口。输卵管全长由内侧向外侧分为四部分：①输卵管子宫部，输卵管穿过子宫壁的一段，为输卵管子宫口；②输卵管峡，此段短直，壁厚腔窄，输卵管结扎术常在此处进行；③输卵管壶腹，此段粗而弯曲，长5~8 cm，是卵子受精的部位；④输卵管漏斗，输卵管的外侧端，膨大成漏斗状，中央有输卵管腹腔口开口于腹膜腔，漏斗末端有许多不规则指状突起，为输卵管伞，其中最长的一个突起为卵巢伞。

3. 子宫（uterus）

观察内容：通过女性生殖系统标本、女性内生殖器标本和子宫的固定装置标本观察子宫的位置、姿势、形态和固定装置。①子宫位于盆腔内，介于膀胱和直肠之间，下端突入阴道，两侧连有输卵管。②正常子宫呈前倾前屈位，前倾是指子宫与阴道之间形成一向前开放的钝角，前屈为子宫体与子宫颈之间形成一向前开放的钝角。③子宫为前后略扁的倒置梨形，长 7～8 cm，分为子宫底、子宫体、子宫颈三部分。子宫颈、体连接处为子宫峡；子宫颈下 1/3 伸入阴道为子宫颈阴道部，上 2/3 在阴道以上为子宫颈阴道上部。子宫内腔分为子宫腔和子宫颈管两部分，分别位于子宫体和子宫颈内，子宫颈管向下以子宫口通阴道。④维持子宫正常位置的韧带主要有：子宫阔韧带、子宫圆韧带、子宫主韧带和骶子宫韧带。

4. 阴道（vagina）

观察内容：通过女性生殖系统标本观察。阴道是连接子宫和外生殖器的肌性管道，是女性的性交器官，也是胎儿娩出和月经排出的通道，其开口于外生殖器尿道后方。阴道上端环绕子宫颈阴道部形成一环形凹陷为阴道穹，阴道穹分前、后和两侧部，阴道后穹最深，后上方邻接直肠子宫陷凹。

5. 女性外生殖器（female external genital organs）

观察内容：通过女性外生殖器标本观察。女性外生殖器又称女外阴，主要包括阴阜、大阴唇、小阴唇、阴道前庭、阴蒂和前庭球等。阴阜位于耻骨联合前方的皮肤隆起，大阴唇为从阴阜向后伸展到会阴呈纵长隆起的皮肤皱襞，小阴唇是位于大阴唇内侧较薄的皮肤皱襞，阴道前庭指位于两侧小阴唇之间的菱形区域，阴蒂位于阴唇前连合的后方，富有感觉神经末梢。

（三）女性乳房（female breast）

观察内容：通过女性乳房标本观察。①女性乳房位于胸前部胸大肌表面的胸肌筋膜前面，平第 2～6 肋高度，内侧至胸骨旁线，外侧可达腋中线。②成年女性乳房呈半球形，中央有乳头；乳头表面有 15～20 个输乳管的开口，为输乳孔；乳头周围有一圈颜色较深的环形区为乳晕。③乳房由皮肤、乳腺、纤维组织和脂肪组织构成。乳腺被分隔成 15～20 个乳腺小叶，以乳头为中心呈放射状排列，每个乳腺小叶有一条输乳管，开口于乳头的输乳孔。乳房皮肤和胸肌筋膜之间连有许多结缔组织纤维束，称为乳房悬韧带（Cooper韧带），对乳腺起支持和固定作用，乳腺癌时悬韧带可受侵犯而缩短，牵拉表面皮肤产生凹陷，这是乳腺癌早期的一种体征。

（四）会阴（perineum）

观察内容：通过会阴标本和模型观察会阴的位置和结构。广义会阴是封闭小骨盆下口的所有软组织，呈菱形，前为耻骨联合下缘，后为尾骨尖，两侧为耻骨下支、坐骨支、坐骨结节和骶结节韧带；以两侧坐骨结节为界，将会阴分为前面的尿生殖三角和后面的肛三角。临床上常将肛门与外生殖器之间的狭小区域的软组织称为会阴，即狭义会阴。

　　每个人的诞生，最初都是由一个最为强壮、游得最快的精子在亿万竞争者中胜出才促成的。我们要有竞争意识，明白优胜劣汰的道理，努力学习，掌握科学知识，才不会被时代淘汰。

六、案例分析

　　患者某，女性，31岁，已婚，停经47 d。5 d前出现头晕、恶心、乏力伴左下腹胀痛等不适，自测尿妊娠试验（+）。妇科检查子宫位置和大小均正常，左侧附件可触及4 cm×3 cm×3 cm的不规则包块，右侧附件区未触及异常。初步诊断为左侧输卵管妊娠。请问：①输卵管分为几个部分，各有何特点？②子宫的正常位置和形态如何？其正常位置靠哪些结构维持？

七、思考题

（1）试述精子的产生部位及排出体外的途径。
（2）试述卵巢的位置和其固定装置。
（3）男性患者和女性患者进行肛门指诊时，分别可能触及哪些结构？
（4）试述会阴的概念和其分区。

生殖系统思维导图

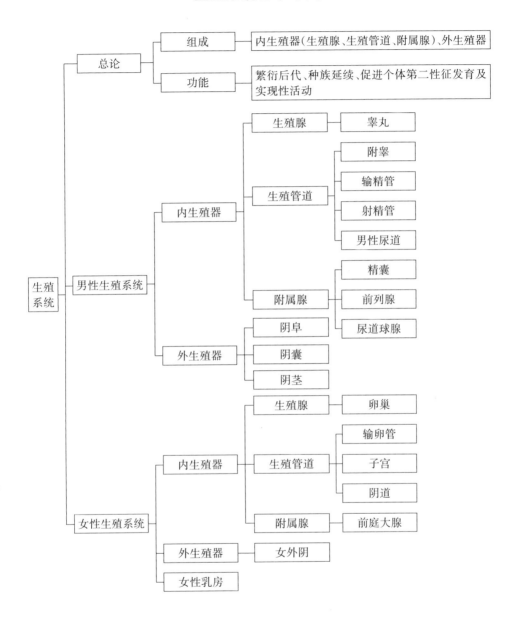

第八章

腹 膜

实验十二 腹 膜

一、学习目标

知识目标：熟悉腹膜和腹膜腔的概念并能充分运用；熟悉腹膜与腹、盆腔脏器的被覆关系及临床意义并能充分运用；归纳小网膜的位置及分布，大网膜的位置与构成，网膜囊和网膜孔的位置；概括各系膜的名称、位置和附着，肝、脾和胃的韧带名称和位置，腹膜陷凹的名称、位置及临床意义；描述腹膜的功能，腹膜腔的分区。

能力目标：能够正确区分腹腔与腹膜腔；具有辨别腹膜与脏器关系的能力；能指出网膜囊、网膜孔的位置；具有在标本上指出各系膜的能力；具有辨别腹膜腔的各个间隙的能力；联系临床，具有能分析直立位和仰卧位时腹膜腔液体聚集部位的能力。

素质、情感价值观目标：注重培养学生团队协作精神，教育学生甘当绿叶并不意味着选择了平庸，每个人都可以在自己的岗位上做出成绩。

二、实验要求

（1）对照腹盆腔腹膜标本、网膜标本和模型，观察壁腹膜、脏腹膜的配布和腹膜腔的形成，大网膜的形态，小网膜的位置、组成，检查小网膜右缘通过的主要结构及网膜孔的位置和围成，检查网膜囊，明确其位置、范围和交通。

（2）通过腹膜标本、模型和数字人解剖系统观察冠状韧带、镰状韧带和肝圆韧带的附着，肠系膜的形态及肠系膜根的附着部位，横结肠、乙状结肠系膜的形态，注意各系膜内包含的血管等结构。

（3）确认腹股沟内外侧窝、直肠膀胱陷凹、直肠子宫陷凹和膀胱子宫陷凹的位置。

（4）观察胃、空肠、回肠、盲肠、阑尾、升结肠、横结肠、乙状结肠、肝、脾、膀胱、子宫等器官被腹膜覆盖的范围，以确定器官的类型。

三、实验重点和难点

实验重点：腹膜内位器官、腹膜间位器官、腹膜外位器官；小网膜、大网膜、肠系膜、阑尾系膜；肝肾隐窝、直肠膀胱陷凹和直肠子宫陷凹的位置及临床意义。

实验难点：腹膜与腹盆腔脏器的关系；网膜囊、网膜孔的位置。

四、实验方法

观察标本、模型和数字人，观看教学录像。

五、实验内容

（一）概述

观察内容：对照腹盆腔腹膜标本和模型，观察腹膜的形态、位置和分布。腹膜是衬覆于腹、盆腔内面和腹、盆腔各器官表面的一层薄而光滑的半透明浆膜，可分为壁腹膜和脏腹膜。衬覆于腹、盆腔壁内表面的即壁腹膜，覆盖于腹、盆腔脏器表面的即脏腹膜。脏、壁两层腹膜相互折返移行围成不规则的潜在性腔隙，为腹膜腔。

（二）腹膜与腹、盆腔脏器的关系

观察内容：通过腹膜模型和腹盆腔标本观察。根据脏器被腹膜覆盖的情况，将腹、盆腔脏器分为3种类型：腹膜内位器官、腹膜间位器官、腹膜外位器官。腹膜内位器官的手术，必须通过腹膜腔才能进行；腹膜外位器官的手术可不经腹膜腔而在腹膜外进行，以避免腹膜腔感染和减少手术后脏器间粘连。

（三）腹膜形成的结构

1. 网膜（omentum）

观察内容：通过腹膜形成的结构标本、网膜标本和小网膜标本观察。网膜是连于胃小弯和胃大弯的双层腹膜结构，两层间有血管、神经、淋巴管和结缔组织等。

（1）小网膜（lesser omentum）

小网膜是由肝门移行于胃小弯和十二指肠上部的双层腹膜结构。其中连于肝门和胃小弯的部分为肝胃韧带，连于肝门和十二指肠上部的部分为肝十二指肠韧带。

（2）大网膜（greater omentum）

大网膜在胃大弯下缘由胃前、后两面的腹膜向下形成大网膜前叶，在脐下方平面向后上方折返并包绕横结肠形成大网膜后叶，故大网膜由4层腹膜构成。大网膜前、后两叶之间的潜在腔隙为网膜囊下隐窝，随年龄增长，大网膜4层腹膜逐渐粘连，网膜囊下隐窝消失，连于胃大弯和横结肠之间的大网膜前叶直接愈合，形成胃结肠韧带。

（3）网膜囊（omental bursa）

网膜囊是小网膜和胃后壁与腹后壁腹膜之间的一个扁窄而不规则的间隙，又称为小腹膜腔。网膜囊借肝十二指肠韧带后方的网膜孔与腹膜腔的其余部分相交通。

2. 系膜

观察内容：通过腹膜模型和腹盆腔标本观察。系膜是由脏、壁腹膜相互延续移行而形成的将器官系连固定于腹、盆壁的双层腹膜结构。主要的系膜有肠系膜、阑尾系膜、横结肠系膜和乙状结肠系膜等。①肠系膜：是将空、回肠系固定于腹后壁的扇形双层腹膜结构，其附着于腹后壁的部分称肠系膜根。②阑尾系膜：是将阑尾系连于肠系膜下端的三角形系膜，阑尾的血管行于系膜游离缘内，故阑尾切除术时应同时结扎阑尾系膜内的血管。③横结肠系膜：是将横结肠系连于腹后壁的横位双层腹膜结构。④乙状结肠系膜：是将乙状结肠固定于左下腹的双层腹膜结构。

3. 韧带

观察内容：通过腹膜模型和腹盆腔标本观察。韧带是腹膜包绕脏器后在脏器之间移行形成的双层腹膜结构。①肝的韧带：除了前述小网膜中包括的肝胃韧带和肝十二指肠韧带外，还有镰状韧带、肝圆韧带和冠状韧带等。②脾的韧带：包括胃脾韧带、脾肾韧带和膈脾韧带。③胃的韧带：包括肝胃韧带、胃脾韧带、胃结肠韧带和胃膈韧带。

4. 陷凹或隐窝

观察内容：通过腹膜模型和腹盆腔标本观察。陷凹是腹膜在盆腔脏器之间折返形成的一些较为恒定的间隙，又称隐窝，属于腹膜腔的一部分。男性在直肠与膀胱之间有直肠膀胱陷凹；女性的子宫与膀胱之间有膀胱子宫陷凹，在直肠与子宫之间有直肠子宫陷凹。站立位或坐位时，男性的直肠膀胱陷凹和女性的直肠子宫陷凹是腹膜腔的最低点，也是腹膜腔积聚存的部位。

（四）腹膜腔的分区和间隙

观察内容：通过腹膜模型和腹盆腔标本观察。腹膜腔以横结肠及其系膜为界，分为结肠上区和结肠下区。

（1）结肠上区为膈与横结肠及其系膜之间的区域，又称膈下间隙，此区又以肝为界，分为肝上间隙和肝下间隙。

（2）结肠下区为横结肠及其系膜与盆底上面之间的区域，此区借肠系膜根和升、降结肠分为4个间隙：左结肠旁沟、右结肠旁沟、左肠系膜窦和右肠系膜窦。

六、案例分析

患者某，男性，24岁，大量饮酒后腹痛伴呕吐，急诊CT检查示胰周炎性渗出，渗出液扩散至网膜囊内。请问：何为网膜囊？网膜囊与腹膜腔关系如何，有何交通？

七、思考题

何为腹膜和腹膜腔？腹膜和腹盆腔脏器的关系如何？

第三编　脉管系统

第九章

心血管系统

实验十三　循环系统总论、心

一、学习目标

知识目标：归纳心的位置、外形及心脏各腔的形态结构，房间隔与室间隔的形态结构；概括心传导系统的组成、位置和功能；熟悉心包的概念并能充分运用；概括左、右冠状动脉的起始、行径、主要分支及分布，冠状窦的位置及其主要属支；归纳心包横窦和心包斜窦的位置及临床意义，心的体表投影；熟悉动脉韧带的来源和临床意义并能充分运用；了解心的毗邻；描述心的静脉回流途径；说出心尖穿刺和心包穿刺的进针位置和注意事项。

能力目标：具有分析血液在心脏流动方向的能力；能辨认出入心脏的大血管；能用解剖学知识解释心包穿刺的原理；能判断胸外伤是否伤及心和心包。

素质、情感价值观目标：了解医学在不断进步，需要不断学习医学新技术，减轻病人痛苦，培养学生终身学习和探索未知医学领域的科学精神。

二、实验要求

（1）对照循环系统全貌标本，识别循环系统各器官组织的名称及位置。

（2）通过心的位置标本观察心的位置和毗邻。

（3）通过心的外形和血管标本观察心的外形和心的血管，观察冠状窦的位置及开口部位，心的大动脉的行径。

（4）通过心腔结构标本观察心脏各腔的形态结构，观察各心腔的流入道、流出道和心腔内壁的重要结构，观察心间隔的形态结构。

（5）通过心瓣膜和纤维环标本观察左、右纤维三角和心瓣膜。

（6）通过心传导系统标本观察心传导系统的组成、位置和行经。

（7）通过胸腔脏器标本观察心包和心包腔。

三、实验重点和难点

实验重点：心的位置和外形，心腔，心传导系统，左、右冠状动脉，心包、心包腔、心包横窦、心包斜窦。

实验难点：心腔各结构，心的纤维支架，心的传导系统，冠状动脉及主要分支的分布范围。

四、实验方法

观察标本、模型和数字人，观看教学录像。

五、实验内容

（一）总论

观察内容：对照循环系统全貌标本、模型和数字人解剖系统，观察心血管系统的组成和血液循环的路径。心血管系统由心、动脉、毛细血管和静脉组成。血液循环的路径可分为体循环和肺循环两部分（图9-1）。

1. 体循环（systemic circulation）

观察内容：体循环起自左心室，左心室将含有氧气和营养物质的动脉血经主动脉及其各级分支输送到全身各部位的毛细血管，在此血液与周围组织、细胞进行物质和气体交换之后，成为含有二氧化碳和代谢产物的静脉血，血液再经各级小静脉、大静脉回流，最终经上、下腔静脉及冠状窦返回右心房。

体循环路径：左心室→主动脉→主动脉各级分支→全身毛细血管→上、下腔静脉各级分支→上、下腔静脉→右心房。

2. 肺循环（pulmonary circulation）

观察内容：肺循环起自右心室，右心室将含有二氧化碳的静脉血经肺动脉及其各级分支输送到肺泡壁毛细血管，在此血液与肺泡进行气体交换之后，成为富含氧气的动脉血，再经肺的各级静脉回流，最后汇入左、右肺静脉返回左心房。

肺循环路径：右心室→肺动脉→左、右肺动脉→肺泡毛细血管→肺静脉→左心房。

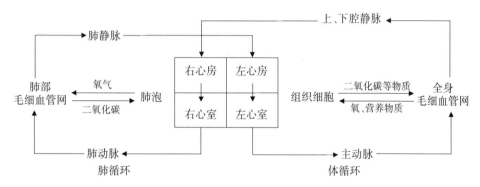

图9-1 体循环和肺循环路径示意图

（二）心（heart）

1. 心的位置（position of the heart）

观察内容：通过心的位置标本观察。心位于中纵隔，居两肺之间，2/3在身体正中线的左侧，1/3在正中线的右侧。

2. 心的外形（external features of the heart）

观察内容：通过心的外形标本和心脏模型观察。心的外形近似圆锥体，可分为一尖、一底、两面、三缘和三条沟。①心尖朝向左前下方，由左心室构成，体表投影在左侧第5肋间隙锁骨中线内侧1～2 cm处。②心底朝向右后上方，与出入心的大血管相连。③前上面隆凸与胸骨及肋软骨相邻，为胸肋面；后下面扁平贴于膈，为膈面。④左缘圆钝主要由左心耳和左心室构成，右缘近似垂直主要由右心房构成，下缘近水平位由右心室和心尖构成。⑤近心底处冠状位有近似环形的浅沟，称冠状沟；心室的前、后面各有一条纵向浅沟，分别称前室间沟和后室间沟。

3. 心腔（chambers of the heart）

观察内容：通过心腔结构标本观察。心有4个腔，即右心房、右心室、左心房和左心室。

（1）右心房（right atrium）

右心房位于心右上部，前壁突出为右心耳，腔内有腔静脉窦、冠状窦口、卵圆窝等结构。右心房入口有上腔静脉口、下腔静脉口和冠状窦口，出口为右房室口，通右心室。

（2）右心室（right ventricle）

右心室呈倒置圆锥形，腔内有室上嵴、乳头肌、隔缘肉柱、动脉圆锥等结构。右心室入口为右房室口，其周缘附有右房室瓣（三尖瓣）；出口为肺动脉口，其周缘附有肺动脉瓣。

（3）左心房（left atrium）

左心房位于心的左后上方，向前突出的部分为左心耳。左心房入口有左肺上、下静脉和右肺上、下静脉口，开口处无瓣膜；出口为左房室口，通左心室。

（4）左心室（left ventricle）

左心室呈圆锥形，室壁厚度约为右心室的3倍。左心室入口为左房室口，其周缘附有左房室瓣（二尖瓣），借腱索连于乳头肌；出口为主动脉口，其周缘附有主动脉瓣，通向主动脉。主动脉根部有左、右冠状动脉的开口。

4. 心的构造（structure of the heart）

观察内容：通过心腔结构标本和心肌纤维环标本观察。①心壁的构造有3层，由内向外为心内膜、心肌层和心外膜。心内膜衬贴于心房、心室的内面，薄而光滑；心肌层由心肌组成；心外膜被覆于心肌表面，为浆膜心包的脏层。②房间隔位于左、右心房之间，最薄处为卵圆窝；室间隔位于左、右心室之间，大部分由心肌构成，称为肌部，后上方近心房处有一卵圆形区域缺乏肌层，称为膜部，为室间隔缺损的多发部位。

5. 心传导系（conducting system of the heart）

观察内容：通过心传导系标本观察。心传导系包括窦房结、结间束、房室结、房室束及左、右束支和浦肯野纤维网等。窦房结位于上腔静脉与右心耳之间的心外膜深面，呈扁椭圆形，是心脏的正常起搏点。房室结位于房间隔下部，冠状窦口上方的心内膜下，略呈扁椭圆形。房室束又称希氏（His）束，由房室结发出，位于室间隔膜部，至室间隔肌部上缘分为左、右束支；左、右束支在心内膜下逐渐分支并交织成浦肯野纤维网（Purkinje fiber）。

6. 心的血管（vessels of the heart）

观察内容：通过心的动脉、静脉标本和心脏模型观察。心的血管包括动脉和静脉。①心的动脉有左、右冠状动脉。左冠状动脉起自主动脉左窦，向左行于左心耳与肺动脉干之间，然后分为前室间支（前降支）和旋支，前室间支沿前室间沟下行，绕过心尖切迹至后室间沟，分支分布于心尖、心室前壁和室间隔前2/3部；旋支沿冠状沟绕心左缘至左心室膈面，分支分布于左心房和左心室壁。右冠状动脉起自主动脉右窦，由右心耳与肺动脉干之间入冠状沟，绕心锐缘至膈面的冠状沟，分为后室间支（后降支）和左室后支，后室间支沿后室间沟下行，可与前室间支末梢吻合，分支分布于后室间沟两侧的心壁和室间隔后1/3部；左室后支在房室交点处，分支分布于左心室后壁。②心的静脉主要有心大静脉、心中静脉和心小静脉，3条静脉在心膈面冠状沟内汇聚成冠状窦。

7. 心包（pericardium）

观察内容：通过心包和心包窦标本观察。心包是包裹于心和大血管根部的一个纤维浆膜囊，分为纤维心包和浆膜心包。①纤维心包紧贴在浆膜心包壁层的外面，上方移行为大血管的外膜，下方附着于膈肌。②浆膜心包又分为脏层和壁层，脏层紧贴在心表面，即心外膜，壁层贴于纤维心包内面。③脏、壁两层浆膜心包在大血管根部互相移行，形成心包腔，内含少量浆液，起润滑作用，以减少心搏动时的摩擦。④心包腔内，脏、壁层转折处的扩大部分为心包窦；位于升主动脉、肺动脉干后方与上腔静脉之间的为心包横窦；位于左心房后方与心包后壁之间的为心包斜窦。

　　　心的功能。古人认为心是思维的器官，如：用心记住，心有灵犀，心想事成等。后来发现脑才是思维器官，记性好坏不在于心而在于脑。然而，现在又有科学家认为心不仅仅是血液循环的泵那么简单，其可能有一种具有记忆功能的神经细胞。那么，心具有记忆功能吗？古人为什么会认为心是一个思维器官呢？我们了解心的这些有趣的功能和有争议的解释吗？请同学们查阅资料，了解心的功能，拓展知识。

六、案例分析

患者某，男性，55岁，一周前无明显诱因出现间断性胸闷、心悸，伴有头痛、恶心，持续30 min后缓解。其后数天多次出现无明显诱因心前区闷痛，伴左背部疼痛，持续约2～3 min后缓解。入院行冠状动脉造影检查示冠状动脉粥样硬化，初步诊断为冠心病、不稳定型心绞痛。请问：①冠状动脉起始于何处？其主要分支及分布范围如何？②冠状窦位于何处，其属支有哪些？

七、思考题

（1）试述心脏各腔的出入口名称、位置及各瓣膜的名称、位置。

（2）试述心传导系的构成，并说明窦房结、房室结的位置和功能。

实验十四 动 脉

一、学习目标

知识目标：熟悉肺动脉干及左、右肺动脉的行程；归纳主动脉的起止、分布及各部的位置和行程；概括主动脉弓上三大分支的名称和位置；阐述左、右颈总动脉的起始、位置和行程；归纳颈外动脉主要分支的行程和分布；概括锁骨下动脉的起始、行程和分布范围；阐述腋动脉、肱动脉、桡动脉、尺动脉的起始、行程和分布，掌浅弓和掌深弓的组成及功能意义；归纳颈动脉窦和颈动脉小球的形态、位置和功能；概括椎动脉、胸廓内动脉、甲状腺下动脉的起始、行程和分布，肋间后动脉的行程和分布；描述颈内动脉在颈部的行程；了解动脉在整个人体中的分布规律和器官内血管的分布规律；归纳腹主动脉不成对脏支和成对脏支的名称、发出部位、行程和分支分布；说出腹主动脉壁支的名称；概括股动脉、股深动脉、腘动脉、胫前动脉、胫后动脉的起始、行程和分布；概括子宫动脉与输尿管的关系及临床意义；阐述髂总动脉的起始、行程；归纳髂内动脉主要脏支的行程、分支和分布；描述髂内动脉主要壁支的行程和分布；说出髂外动脉的起始、行程和分布。

能力目标：能理解肺静脉中流动的是动脉血，分辨血管和血液的不同；能分析身体各局部动脉的分布；能了解和判断动脉导管未闭的危害；能辨别颈动脉窦和颈动脉小球的不同；头面部出血时能在正确的体表位置压迫止血；能分析椎动脉受阻导致脑缺血的原因；能在正确位置进行血压检测；能在正确位置触摸和计数脉搏；能辨认上肢的动脉血管；上肢或手部出血时能在正确的位置进行压迫止血；在胃部手术时能辨认胃的血管，根据血管确定胃大切的部位；胆囊手术时能在正确位置寻找和结扎胆囊动脉；阑尾手术时能在正确位置寻找和结扎阑尾动脉；股动脉插管时能在正确位置寻找股动脉；结扎子宫动脉时能考虑到其下方的输尿管；处理闭孔动脉时能注意与髂外动脉的吻合，正确处理"死冠状动脉"；下肢出血时能在正确位置进行压迫止血；能正确分辨静脉和动脉的不同。

素质、情感价值观目标：通过主动脉瘤的支架治疗引入医学科技的发展减轻了病人的痛苦，让病人受益，希望同学们在以后的工作中要不断探索，推动医学技术的进步，造福人类。

二、实验要求

（1）通过肺循环标本观察肺动脉干及左、右肺动脉的位置、行程，观察动脉韧带的位置。

（2）通过胸主动脉及其分支标本观察主动脉各段的起止和行程，观察左、右冠状动脉的发出部位，观察肋间后动脉的行程和分布。

（3）通过头颈部和上肢动脉标本观察头臂干、颈总动脉、颈外动脉、锁骨下动脉的起止、位置及主要分支，观察颈内动脉、颞浅动脉、上颌动脉、甲状腺上动脉、舌动脉、面动脉、腋动脉、肱动脉、桡动脉和尺动脉的起止、行程和分布范围。

（4）通过腹主动脉及其分支标本观察腹主动脉的起止、行程及主要分支，观察不成对脏支的分支名称及分布范围。

（5）通过下肢动脉标本观察髂总动脉、髂外动脉的起止、行程和分支，观察子宫动脉、闭孔动脉、阴部内动脉的行程和分布，观察股动脉、腘动脉、胫前动脉、胫后动脉和足背动脉的行程和分布。

三、实验重点和难点

实验重点：动脉韧带，升主动脉、主动脉弓的起止、位置和分支，颈动脉窦、颈动脉小球、颈外动脉及其主要分支，椎动脉、胸廓内动脉、甲状腺下动脉、拇主要动脉、掌浅弓和掌深弓的组成，肾动脉、腹腔干、肠系膜上动脉、肠系膜下动脉以及它们分支的行程和分布，髂内动脉的脏支，髂外动脉的分支。

实验难点：颈外动脉的主要分支；器官外动脉的分布规律；腋动脉，掌浅弓和掌深弓；胃、肾上腺等多血管供应脏器的血供及来源；髂内动脉的分支，阴部内动脉。

四、实验方法

观察标本、模型和数字人，观看教学录像。

五、实验内容

（一）肺循环的动脉（artery of pulmonary circulation）

肺循环的动脉主干为肺动脉干，起自右心室的肺动脉口，在升主动脉右侧向左后上斜行，至主动脉弓下方分为左、右肺动脉，经肺门入肺。肺动脉内输送的是静脉血。在肺动脉干分叉处稍左侧与主动脉弓下缘之间有一结缔组织索，称动脉韧带，是胚胎时期动脉导管闭锁后的遗迹。

（二）体循环的动脉（artery of pulmonary circulation）

体循环的动脉主干为主动脉，起自左心室的主动脉口，可分为升主动脉、主动脉弓和降主动脉三部分，降主动脉又分为胸主动脉和腹主动脉，下行至第四腰椎下缘分为左、右髂总动脉。主动脉内输送的是动脉血。主动脉弓壁内有主动脉窦，为压力感受器；主动脉弓下方有主动脉小球，为化学感受器。

1. 头颈部动脉

观察内容：通过头颈部动脉标本观察。头颈部的动脉主要来自颈总动脉和锁骨下动脉及其分支。

（1）颈总动脉（common carotid artery）

颈总动脉左侧起自主动脉弓，右侧起自头臂干，两侧均在胸锁关节后方入颈部上行，至甲状软骨上缘水平分为颈内动脉和颈外动脉。颈总动脉分叉处有颈动脉窦和颈动脉小球，分别是压力感受器和化学感受器。①颈外动脉由颈总动脉发出后，经胸锁乳突肌深面上行，至下颌颈高度分为颞浅动脉和上颌动脉两个终支。其主要分支有甲状腺上动脉、舌动脉、面动脉、颞浅动脉、上颌动脉和枕动脉等。甲状腺上动脉自颈外动脉起始处发出，向前下行，至甲状腺并分布于甲状腺和喉；面动脉在约平下颌角处起始，向前经下颌下腺深面，于咬肌前缘越过下颌骨下缘至面部，经口角和鼻翼外侧向上至内眦，更名为内眦动脉；颞浅动脉在外耳门前方上行，越颧弓根部至颞部；上颌动脉在下颌颈深部起自颈外动脉，发出脑膜中动脉并向前入颞下窝，在翼内、外肌之间向前内行至翼腭窝。②颈内动脉由颈总动脉发出后，向上经颈动脉管入颅腔，分支分布于脑和视器。

（2）锁骨下动脉（subclavian artery）

锁骨下动脉左侧起自主动脉弓，右侧起自头臂干，两侧均沿肺尖内侧斜越胸膜顶前面，向外穿斜角肌间隙，至第1肋外侧缘移行为腋动脉。其主要分支有椎动脉、胸廓内动脉和甲状颈干等。①椎动脉向上穿过上6个颈椎横突孔，经枕骨大孔入颅，左、右汇合成基底动脉，分布于脑和脊髓；②胸廓内动脉从椎动脉起点相对侧发出，向下入胸腔，其终支进入腹直肌鞘内改名为腹壁上动脉；③甲状颈干短而粗，发出后随即分为甲状腺下动脉、肩胛上动脉等数支。

2. 上肢的动脉

观察内容：通过上肢动脉标本观察。上肢的动脉在第1肋外侧缘续于锁骨下动脉。

（1）腋动脉（axillary artery）

腋动脉在第1肋外侧缘续锁骨下动脉，经腋窝至背阔肌下缘更名为肱动脉。其主要分支有胸上动脉、胸肩峰动脉、胸外侧动脉、肩胛下动脉、旋肱前动脉和旋肱后动脉。

（2）肱动脉（brachial artery）

肱动脉是腋动脉的直接延续，沿肱二头肌内侧沟与正中神经伴行，向下至肘窝，平桡骨颈处分为桡动脉和尺动脉。其主要分支有肱深动脉、肱骨滋养动脉、尺侧上副动脉、尺侧下副动脉和肌支。

（3）桡动脉（radial artery）

桡动脉在肱桡肌与旋前圆肌之间，沿前臂桡侧伴桡神经浅支下行，在腕上方行于肱桡肌与桡侧腕屈肌腱之间（此处位置表浅，可触及脉搏，是临床切脉的部位），后经桡骨茎突转至手背，穿第1掌骨间隙至手掌深面，与尺动脉掌深支吻合成掌深弓。其分支有掌浅支和拇主要动脉。

（4）尺动脉（ulnar artery）

尺动脉在尺侧腕屈肌与指浅屈肌之间伴尺神经下行，经豌豆骨桡侧至手掌，与桡动脉的掌浅支吻合形成掌浅弓。其分支有掌深支和骨间总动脉。

（5）掌浅弓（superficial palmar arch）

掌浅弓由尺动脉的末端和桡动脉的掌浅支吻合而成，自掌浅弓发出3条指掌侧总动脉和1条小指尺掌侧动脉。

（6）掌深弓（deep palmar arch）

掌深弓由桡动脉的末端和尺动脉的掌深支吻合而成，位于屈指肌腱的深面，自掌深弓发出3条掌心动脉，注入指掌侧总动脉。

3. 胸部的动脉

观察内容：通过胸主动脉及其分支标本观察。胸主动脉位于脊柱的左前方，平第4胸椎高度续于主动脉弓，向下斜行转至脊柱前方，在第12胸椎前方穿膈的主动脉裂孔入腹腔，移行为腹主动脉。胸主动脉的分支有壁支和脏支：①壁支有9对肋间后动脉、1对肋下动脉和2～3支膈上动脉，主要分布到胸、腹壁的肌和皮肤；②脏支较细小，有支气管动脉、食管支和心包支，营养同名器官。

4. 腹部的动脉

观察内容：通过腹主动脉及其分支标本、腹腔干标本和肠系膜上、下动脉标本观察。腹主动脉自膈的主动脉裂孔起，沿腰椎左前方下降，至第4腰椎下缘分为左、右髂总动脉。腹主动脉的分支包括：①壁支有膈下动脉、腰动脉、骶正中动脉；②不成对脏支有腹腔干、肠系膜上动脉和肠系膜下动脉；③成对脏支有肾上腺中动脉、肾动脉和睾丸（卵巢）动脉。

（1）肾上腺中动脉（middle suprarenal artery）

肾上腺中动脉平第1腰椎高度起自腹主动脉侧壁，横行向外至肾上腺，并与肾上腺上动脉（起自膈下动脉）和肾上腺下动脉（起自肾动脉）吻合。

（2）肾动脉（renal artery）

肾动脉平对第2腰椎高度起自腹主动脉侧壁，横行向外经肾门入肾。肾动脉入肾门前发出肾上腺下动脉至肾上腺。

（3）睾丸动脉/卵巢动脉（testicular artery/ovarian artery）

睾丸动脉（卵巢动脉）在肾动脉下方起自腹主动脉前壁，下行至相应器官。

（4）腹腔干（celiac trunk）

腹腔干是一短而粗的动脉干，在主动脉裂孔稍下方起自腹主动脉前壁，随即分为胃左动脉、肝总动脉和脾动脉，其分支分布于食管腹段、胃、十二指肠、肝、胆囊、胰、脾和大网膜。①胃左动脉：斜向左上方至胃的贲门处后再沿胃小弯右行，与胃右动脉吻合。②肝总动脉：向右行至肝十二指肠韧带内，分为肝固有动脉和胃十二指肠动脉。③脾动脉：沿胰的上缘向左行至脾门，分数支入脾，沿途发出分支至胰体、胰尾、胃及大网膜。

（5）肠系膜上动脉（superior mesenteric artery）

肠系膜上动脉在腹腔干稍下方自腹主动脉前壁发出，经胰和十二指肠之间进入小肠系膜，行向右下至右髂窝。其分支分布于胰头、十二指肠至结肠左曲之间的消化管。肠系膜上动脉的主要分支有：①胰十二指肠下动脉，分布于胰头和十二指肠。②空、回肠动脉，共有12～20支，在肠系膜内反复分支并吻合形成多级动脉弓，最后由末列血管弓发出直支进入空、回肠壁。③回结肠动脉，自肠系膜上动脉右侧壁发出，斜向右下至回盲部，分支分布于回肠末端、盲肠和升结肠，并发出阑尾动脉至阑尾。④右结肠动脉，在回结肠动脉上方发出，分支分布于升结肠。⑤中结肠动脉，在右结肠动脉上方发出，分支分布于横结肠。

（6）肠系膜下动脉（inferior mesenteric artery）

肠系膜下动脉平第3腰椎高度起自腹主动脉前壁，行向左下方，分支分布于结肠左曲至直肠上部的消化管。肠系膜下动脉的主要分支有：①左结肠动脉，向左横行至降结肠附近，分支分布于结肠左曲和降结肠。②乙状结肠动脉，常为1～3支，向左下方行于乙状结肠系膜内并相互吻合成动脉弓，分支分布于乙状结肠。③直肠上动脉，是肠系膜下动脉的终末支，分支分布于直肠上部。

5.盆部的动脉

观察内容：通过男、女性盆腔动脉标本观察。腹主动脉平对第4腰椎处分为左、右髂总动脉，髂总动脉向外侧行至骶髂关节处又分为髂内动脉和髂外动脉。①髂内动脉为一短干，沿盆腔侧壁下行并分出壁支和脏支，主要分布于盆内、外肌和盆腔脏器；②髂外动脉沿腰大肌内侧缘下行，在腹股沟韧带深面至股部，移行为股动脉。

6.下肢的动脉

观察内容：通过下肢动脉标本观察。下肢的动脉在腹股沟韧带深面续于髂外动脉。

（1）股动脉（femoral artery）

股动脉是髂外动脉的直接延续，在股三角内下行穿过收肌管，出收肌腱裂孔至腘窝，移行为腘动脉。其主要分支有股深动脉、腹壁浅动脉和旋髂浅动脉。股深动脉在腹股沟韧带下方从股动脉发出，向后内方下行，发出旋股内侧动脉、旋股外侧动脉和3～4条穿动脉，分支分布于大腿诸肌和髋关节。

（2）腘动脉（popliteal artery）

腘动脉是股动脉的直接延续，在腘窝的深部下行，到腘窝下角分为胫前动脉和胫后动脉，分支分布于膝关节及附近诸肌。

（3）胫后动脉（posterior tibial artery）

胫后动脉自腘窝下角续于腘动脉，沿小腿后群浅、深两层肌之间下行，经内踝后方进入足底，分为足底内侧动脉和足底外侧动脉。其分支分布于小腿后群肌、外侧群肌和足底肌。

（4）胫前动脉（anterior tibial artery）

胫前动脉由腘动脉发出后，向前穿过小腿骨间膜至小腿前面下行，经踝关节前方移行为足背动脉。其分支参与构成膝关节网，肌支分布于小腿前群肌。

（5）足背动脉（dorsalis pedis artery）

足背动脉是胫前动脉的直接延续，位于足背内侧，在第1、2跖骨间穿行至足底与足底外侧动脉吻合形成足底动脉弓。

桡动脉（radial artery）位置较浅，是测量脉率和中医切脉时选择的血管。中医历史源远流长，博大精深，通过脉诊（包括触摸按压），可以了解疾病的病因、病位、病性、邪正盛衰，并判断病情轻重及预后情况。作为青年学子，要坚定历史自信和文化自信，增强历史主动，谱写新时代新征程的崭新篇章，培养民族自豪感。

六、案例分析

患者某，男性，64岁，两年前无诱因出现柏油样便，伴头晕、乏力，每次发作伴有上腹部胀痛，多数在进餐后30 min疼痛加剧，近2个月来上腹疼痛加剧且不易缓解，伴有厌食、体重下降。胃镜活检检查确诊为胃癌，需手术治疗。请问：胃的血液供应有哪些？说明其来源。

七、思考题

（1）试述体循环各部位动脉主干的名称及其主要分支。

（2）头颈部和四肢常用的压迫止血点有哪些？

（3）试述甲状腺的血液供应及其来源。

实验十五 静 脉

一、学习目标

知识目标：熟悉静脉的概念，肺静脉的行程和注入位置并能充分运用；归纳上腔静脉、头臂静脉、颈内静脉、锁骨下静脉、腋静脉的组成、起止和行程；概括头静脉、贵要静脉、肘正中静脉、颈外静脉的起止、行程及注入部位；阐述下腔静脉分支中脏支的起止和行程；归纳大隐静脉、小隐静脉的起止、行程及注入部位；概括肝门静脉的组成、行程、属支、结构特点和与上、下腔静脉系的交通吻合及其临床意义；归纳面静脉与翼丛、海绵窦的交通及临床意义；阐述奇静脉的起止、行程；说出静脉的结构特点和分布规律，静脉回流的因素和几种特殊静脉；描述半奇静脉、副半奇静脉的起止和行程；说出髂总静脉、髂内静脉、髂外静脉、股静脉和腘静脉的起止与行程。

能力目标：掌握面部危险三角的机制并能进行科普宣传；分析"青筋暴露"的原因和机制；用解剖学知识解释为什么采用手背静脉输液和肘前区采血；能判断静脉曲张多发位置；能分析临床容易发生左侧精索静脉曲张的原因；能分析肝门静脉高压后可能的风险，能对患者进行健康指导，降低可能的风险。

素质、情感价值观目标：培养学生心怀天下，服务人民，献身家乡的家国情怀；认识身体之精妙，赞叹生命之美；正确认识中医，增强民族自豪感和文化自信心。

二、实验要求

（1）通过头颈部静脉标本观察颈前静脉、颈外静脉及其主要属支，观察颅内外静脉的交通。

（2）通过上肢静脉标本观察手背静脉网、头静脉、贵要静脉、肘正中静脉、肱静脉和腋静脉的起止、行程、收纳范围和注入部位。

（3）通过上腔静脉及其属支标本观察上腔静脉、锁骨下静脉、颈外静脉、颈内静脉、左/右头臂静脉、肋间静脉和奇静脉及其主要属支。

（4）通过下腔静脉及其属支标本观察下腔静脉、肝静脉、肾静脉、睾丸（卵巢）静脉、腰静脉、髂总静脉及其主要属支。

（5）通过盆腔静脉标本观察髂总静脉、髂外静脉、髂内静脉、睾丸（卵巢）静脉、臀上静脉、臀下静脉、阴部内静脉等。

（6）通过下肢静脉标本观察髂总静脉、髂外静脉、股静脉、足背静脉网、小隐静脉、大隐静脉及其主要属支、起止、行程和注入部位。

（7）通过肝门静脉系统标本观察肝门静脉、脾静脉、肠系膜上/下静脉、胃左/右静脉、胃网膜左静脉、胰十二指肠静脉等，观察门静脉的起止、行程、收纳分支、注入部位，观察门静脉系与上下腔静脉系之间的吻合部位及门静脉侧支循环途径。

三、实验重点和难点

实验重点：上腔静脉、头臂静脉的组成和行程，面静脉、锁骨下静脉、颈外静脉的行程，头静脉、贵要静脉和肘正中静脉的行程和注入部位，大隐静脉的起止、行程、注入部位及其属支，小隐静脉的起止、行程和注入部位，肝门静脉的组成、行程和属支，肝门静脉系结构特点及与上、下腔静脉的交通部位和交通途径。

实验难点：面静脉与颅内静脉的交通；肝门静脉与上、下腔静脉的交通途径。

四、实验方法

观察标本、模型和数字人，观看教学录像。

五、实验内容

（一）肺循环的静脉（veins of pulmonary circulation）

肺循环的静脉起自于肺泡壁的毛细血管，逐级汇合成较大的静脉，最后左、右肺各汇合成两条肺静脉，分别为左上、下肺静脉和右上、下肺静脉，注入左心房。肺静脉内输送的是含氧较高的动脉血。

（二）体循环的静脉（veins of systemic circulation）

体循环的静脉通常分为浅、深两种，深静脉多与动脉伴行，浅静脉位于浅筋膜内，不与动脉伴行，最后注入深静脉，再回流至右心房。体循环的静脉可分为上腔静脉系、下腔静脉系和心静脉系。①上腔静脉系由上腔静脉及其属支组成，收集头颈、上肢及胸部（心和肺除外）等上半身的静脉血。上腔静脉（superior vena cava）为一粗大的静脉干，长约 7.5 cm，由左、右头臂静脉在右侧第一肋后方汇合而成，沿升主动脉右侧垂直下行，注入右心房。头臂静脉（brachiocephalic veins）也称无名静脉，左、右各一，分别为同侧颈内静脉和锁骨下静脉在胸锁关节后方汇合而成，汇合处的夹角称静脉角，是淋巴导管注入的部位。②下腔静脉系由下腔静脉及其属支组成，收集腹部、盆部及下肢等下半身的静脉血。下腔静脉（inferior vena cava）是人体最大的静脉干，由左、右髂总静脉在第 5 腰椎体右前方汇合而成，沿脊柱前方、腹主动脉右侧上行，经肝的腔静脉沟，穿膈的腔静脉孔入胸腔，注入右心房。③心静脉系收集心的静脉回流。

1. 头颈部静脉

观察内容：通过头颈部静脉标本观察。头颈部的静脉主要有深部的颈内静脉、锁骨下静脉和浅层的颈外静脉。

（1）颈内静脉（internal jugular vein）

颈内静脉是头颈部的静脉主干，上端自颅底颈静脉孔处续于颅内的乙状窦，收集颅内静脉血，沿颈内动脉和颈总动脉外侧下行，至胸锁关节后方与锁骨下静脉汇合成头臂静脉。颈内静脉的属支分为颅内属支和颅外属支，颅内属支包括来自脑膜、脑、颅骨和视器等处的静脉，经乙状窦注入颈内静脉。颅外属支主要有：①面静脉，在眼内眦处起自内眦静脉，与面动脉伴行至下颌角下方与下颌后静脉前支汇合成面总静脉，注入颈内静脉。面静脉收集面部软组织静脉血，通过内眦静脉与颅内海绵窦相交通，口角以上的面静脉缺少静脉瓣。②下颌后静脉，由颞浅静脉和上颌静脉在下颌颈深面汇合而成，在腮腺下端分成前、后两支，前支注入面静脉，后支注入颈外静脉，收集面侧区和颞区的静脉血。

（2）锁骨下静脉（subclavian vein）

锁骨下静脉续于腋静脉，与同名动脉伴行，接受颈外静脉后在胸锁关节后方与颈内静脉汇合成头臂静脉。

（3）颈外静脉（external jugular vein）

颈外静脉是颈部最大的浅静脉，在下颌角附近由下颌后静脉后支、耳后静脉和枕静脉汇合而成，沿胸锁乳突肌表面下行，注入锁骨下静脉。

2. 上肢的静脉

观察内容：通过上肢浅静脉标本观察。上肢的静脉有深、浅两种。深静脉与同名动脉伴行，肱动脉、桡动脉和尺动脉均有两条伴行静脉。浅静脉位于皮下，手背皮下的浅静脉形成手背静脉网，在桡侧和尺侧分别汇集成头静脉和贵要静脉，最终都汇入腋静脉。

（1）头静脉（cephalic vein）

头静脉起自手背静脉网的桡侧，沿前臂桡侧和肱二头肌外侧沟上行，经三角胸大肌间沟，注入腋静脉或锁骨下静脉。

（2）贵要静脉（basilic vein）

贵要静脉起自手背静脉网的尺侧，沿前臂尺侧和肱二头肌内侧沟上行，至臂部中点稍下方，注入肱静脉或上行注入腋静脉。

（3）肘正中静脉（median cubital vein）

肘正中静脉斜行于肘窝，连接头静脉与贵要静脉，变异较多。

（4）前臂正中静脉（median antebrachial vein）

前臂正中静脉起自手掌浅静脉，沿前臂前面上行，注入肘正中静脉。前臂正中静脉有时分叉，分别注入头静脉和贵要静脉。

（5）腋静脉（axillary vein）

腋静脉在胸大肌下缘由两条肱静脉汇合而成，位于腋动脉的前内侧，在第1肋外缘处延续为锁骨下静脉。

3. 胸部的静脉

观察内容：通过奇静脉及其属支标本观察。胸部的静脉主要注入上腔静脉，在腰部借腰升静脉与下腔静脉相交通。胸部的静脉主要有奇静脉、半奇静脉、副半奇静脉和胸廓内静脉等。

（1）奇静脉（azygos vein）

奇静脉在右膈角处起自右腰升静脉，穿膈进入胸腔，沿脊柱右前方上行至第4胸椎高度向前勾绕右肺根上方，注入上腔静脉。奇静脉沿途收集右肋间后静脉、食管静脉、右支气管静脉和半奇静脉的血液回流。

（2）半奇静脉（hemiazygos vein）

半奇静脉在左膈脚处起自左腰升静脉，穿左膈脚处入胸腔，沿脊柱左侧上行至第9胸椎高度，向右横过脊柱前方，注入奇静脉。半奇静脉收集左侧下部肋间后静脉、食管静脉和副半奇静脉的血液回流。

（3）副半奇静脉（accessory hemiazygos vein）

副半奇静脉沿脊柱左侧下行，注入半奇静脉或奇静脉。副半奇静脉收集左侧中、上部肋间后静脉和左支气管静脉的血液回流。

（4）胸廓内静脉（internal thoracic vein）

胸廓内静脉与胸廓内动脉伴行，沿胸骨外侧内面上行注入头臂静脉。

4. 下肢的静脉

观察内容：通过下肢浅静脉标本观察。下肢的静脉也分为深静脉和浅静脉两类。深静脉与同名动脉伴行，足和小腿的动脉由两条同名静脉伴行，胫前和胫后静脉在腘窝处合成一条腘静脉，然后延续为股静脉，至腹股沟韧带深面移行为髂外静脉。浅静脉起自足背静脉网，在足内侧和外侧分别汇合成大隐静脉和小隐静脉，最后汇入深静脉。

（1）大隐静脉（great saphenous vein）

大隐静脉起自足背静脉网内侧，经内踝前方，沿小腿内侧、膝关节内后方和大腿内侧上行，至隐静脉裂孔注入股静脉。大隐静脉除收集足内侧、小腿和大腿内侧浅静脉外，在注入处还接受腹壁浅静脉、股内侧浅静脉、股外侧浅静脉、阴部外静脉和旋髂浅静脉5条属支。

（2）小隐静脉（small saphenous vein）

小隐静脉起自足背静脉网外侧，经外踝后方，沿小腿后面正中线上行至腘窝下角穿深筋膜，最后注入腘静脉。小隐静脉收集足外侧和小腿后部浅层的静脉血。

（3）股静脉（femoral vein）

腘静脉穿收肌腱裂孔移行为股静脉，股静脉与股动脉伴行，在股三角内上行至腹股沟韧带深面移行为髂外静脉。股静脉收集下肢、腹前壁下部和外阴部的静脉血。

5. 盆部的静脉

观察内容：通过盆部静脉标本观察。盆部的静脉包括髂外静脉、髂内静脉和髂总静脉。①髂外静脉是股静脉的直接延续，走行于髂外动脉的内侧，在骶髂关节的前面与髂内静脉汇合成髂总静脉。②髂内静脉由盆部的静脉汇合而成，为一短粗的静脉干，位于髂内动脉的内侧，收集来自膀胱、直肠下段、子宫、阴道等盆内脏器的静脉血。③髂总静脉在骶髂关节前方由髂内静脉和髂外静脉汇合而成，斜向内上至第5腰椎右侧，两侧髂总静脉汇合成下腔静脉。

6. 腹部的静脉

观察内容：通过下腔静脉及其属支标本观察。腹部的静脉分为壁支和脏支两种。①壁支包括1对膈下静脉和4对腰静脉。膈下静脉汇入下腔静脉；腰静脉在脊柱两侧相连形成腰升静脉，向上汇入奇静脉和半奇静脉，向下与髂总静脉交通。②脏支收集腹腔脏器的静脉血，成对脏器和肝的血液直接注入下腔静脉，不成对脏器（肝除外）的血液先汇集成肝门静脉，入肝后再经肝静脉回流入下腔静脉。

（1）肾上腺静脉（suprarenal veins）

肾上腺静脉左、右各一，左肾上腺静脉注入左肾静脉，右肾上腺静脉注入下腔静脉。

（2）肾静脉（renal veins）

肾静脉左、右各一，粗大，自肾门发出后在肾动脉前方横向内侧，以直角注入下腔静脉。左肾静脉行程中跨越腹主动脉前方，故较右肾静脉长，并接受左睾丸（卵巢）静脉和左肾上腺静脉。

（3）睾丸静脉/卵巢静脉（testicular vein / ovarian vein）

睾丸静脉起自睾丸和附睾，缠绕睾丸动脉形成蔓状静脉丛，上行经腹股沟管进入盆腔，汇合成睾丸静脉，左侧以直角注入左肾静脉，右侧以锐角注入下腔静脉。卵巢静脉起自卵巢，在卵巢悬韧带内上行，其回流途径同男性。

（4）肝静脉（hepatic veins）

肝静脉有2～3支，起自肝血窦，由小叶下静脉汇合而成，最后合成肝左静脉、肝中静脉和肝右静脉，出第二肝门，在腔静脉沟处注入下腔静脉。

7. 肝门静脉系

观察内容：通过肝门静脉标本观察。肝门静脉系由肝门静脉及其属支组成，收集腹腔不成对（除肝外）脏器的静脉血。肝门静脉系与上、下腔静脉系之间有丰富的交通支。①食管静脉丛：通过胃左静脉与奇静脉和半奇静脉交通；②直肠静脉丛：通过直肠上静脉与直肠下静脉和肛静脉交通；③脐周静脉网：通过附脐静脉与胸腹壁静脉和腹壁上静脉交通；④椎内、外静脉丛：通过肝门静脉的小属支与肋间后静脉和腰静脉交通。

肝门静脉（hepatic portal vein）

肝门静脉是肝门静脉系的主干，长为6～8 cm，由肠系膜上静脉和脾静脉在胰颈后方汇合而成，在肝十二指肠韧带内上行至肝门分为左、右两支入肝，在肝内不断分支，终于肝血窦，肝血窦的血液经肝静脉注入下腔静脉。肝门静脉一般无静脉瓣，且起止端均为毛细血管。肝门静脉的主要属支有肠系膜上静脉、脾静脉、肠系膜下静脉、胃左静脉、胃右静脉、胆囊静脉和附脐静脉。

肘正中静脉（median cubital vein）是献血时常用的采血部位。无偿献血是为了拯救他人生命，志愿将自己的血液无私奉献给社会公益事业，而献血者不向采血单位和献血者单位领取任何报酬的行为。无偿献血是用爱心为生命加油的一种救死扶伤、大爱无疆的奉献精神！

六、案例分析

患者某，男性，34岁，发热3 d，神志清，精神略萎，体温39.0 ℃，X线胸片示"左下肺炎"，医嘱予抗生素静脉滴注治疗。请问：①临床静脉穿刺一般会选择哪些血管？试述其名称和走形。②若患者通过手背静脉网穿刺输液给予药物治疗，药物如何到达病变部位？

七、思考题

（1）请结合颅内外静脉的交通解释"危险三角"。

（2）试述奇静脉及其属支。

（3）何为肝门静脉系？其与上、下腔静脉之间有哪些交通？

体循环主要动脉分支简表

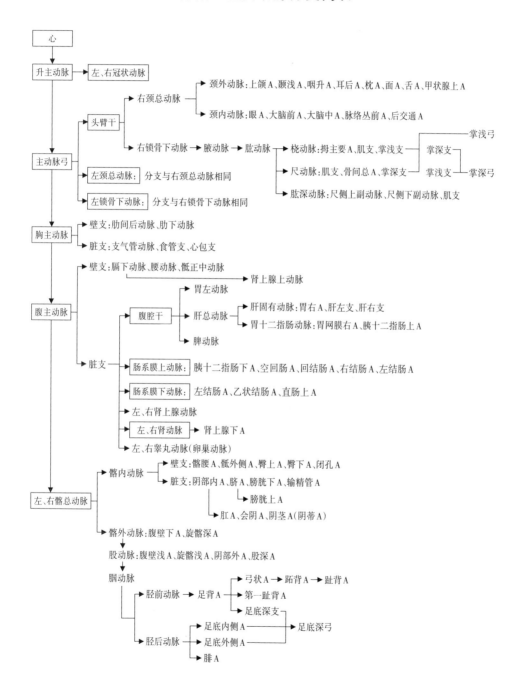

心

升主动脉 → 左、右冠状动脉

主动脉弓

头臂干

右颈总动脉 → 颈外动脉:上颌A、颞浅A、咽升A、耳后A、枕A、面A、舌A、甲状腺上A

颈内动脉:眼A、大脑前A、大脑中A、脉络丛前A、后交通A

右锁骨下动脉 → 腋动脉 → 肱动脉

桡动脉:拇主要A、肌支、掌浅支 — 掌浅弓 / 掌深支

尺动脉:肌支、骨间总A、掌深支 — 掌浅支 / 掌深弓

肱深动脉:尺侧上副动脉、尺侧下副动脉、肌支

左颈总动脉:分支与右颈总动脉相同

左锁骨下动脉:分支与右锁骨下动脉相同

胸主动脉

壁支:肋间后动脉、肋下动脉

脏支:支气管动脉、食管支、心包支

腹主动脉

壁支:膈下动脉、腰动脉、骶正中动脉 → 肾上腺上动脉

脏支

腹腔干

胃左动脉

肝总动脉 → 肝固有动脉:胃右A、肝左支、肝右支

胃十二指肠动脉:胃网膜右A、胰十二指肠上A

脾动脉

肠系膜上动脉:胰十二指肠下A、空回肠A、回结肠A、右结肠A、左结肠A

肠系膜下动脉:左结肠A、乙状结肠A、直肠上A

左、右肾上腺动脉

左、右肾动脉 → 肾上腺下A

左、右睾丸动脉(卵巢动脉)

左、右髂总动脉

髂内动脉

壁支:髂腰A、骶外侧A、臀上A、臀下A、闭孔A

脏支:阴部内A、脐A、膀胱下A、输精管A

膀胱上A

肛A、会阴A、阴茎A(阴蒂A)

髂外动脉:腹壁下A、旋髂深A

股动脉:腹壁浅A、旋髂浅A、阴部外A、股深A

腘动脉

胫前动脉 → 足背A

弓状A → 跖背A → 趾背A

第一趾背A

足底深支

胫后动脉

足底内侧A — 足底深弓

足底外侧A

腓A

体循环主要静脉回流简表

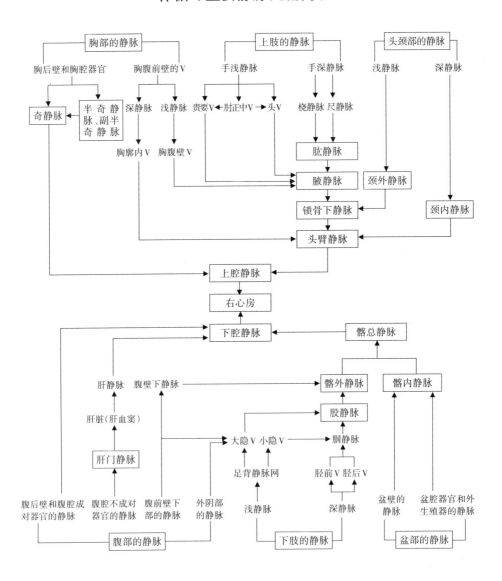

第十章

淋巴系统

实验十六　淋巴系统

一、学习目标

知识目标：归纳胸导管的起始、行程、注入及收集（左、右腰干，肠干，左颈干，左锁骨下干，左支气管纵隔干），乳糜池的位置和合成。

能力目标：掌握淋巴系统的组成及功能意义；熟悉淋巴结的形态、构造和功能意义；掌握局部淋巴结的概念；熟悉人体主要器官的淋巴引流途径，并可使用相关解剖学知识分析相应器官肿瘤经淋巴扩散途径。

素质、情感价值观目标：适宜的自然环境是实现生命生存发展的外在要求，保护环境和健康是每个人的责任。

二、实验要求

（1）通过淋巴系统概观标本、胸导管及右淋巴导管标本和腹盆部淋巴结标本观察胸导管、右淋巴导管、颈静脉角、乳糜池、左腰干、右腰干、肠干、腰淋巴结、髂总淋巴结、髂内淋巴结、髂外淋巴结。

（2）通过头颈部淋巴管和淋巴结标本观察乳突淋巴结、枕淋巴结、颈外侧淋巴结、颏下淋巴结、下颌下淋巴结、锁骨上淋巴结。

（3）通过腋淋巴结和乳房淋巴结标本观察尖淋巴结、外侧淋巴结、胸骨旁淋巴结、中央淋巴结、肩胛下淋巴结。

（4）通过胸骨旁淋巴结和膈上淋巴结标本、腹腔脏器淋巴结标本观察相应部位的主要淋巴结。

（5）通过脾外形标本观察脾的形态。

三、实验重点和难点

实验重点：淋巴系统的组成；胸导管的起始、行程、注入部位及其收集范围；右淋巴导管的组成、行程、注入部位及其收集范围。

实验难点：人体的淋巴引流及各部的淋巴结。

四、实验方法

观察标本、模型和数字人，观看教学录像。

五、实验内容

（一）概述

观察内容：对照淋巴系统概观标本、模型和数字人解剖系统观察。淋巴系统是脉管系的重要组成部分，由各级淋巴管道、淋巴器官和散在的淋巴组织构成（图10-1）。血液流经毛细血管动脉端时，一些成分经毛细血管壁进入组织间隙，形成组织液，组织液与细胞进行物质交换后，大部分经毛细血管静脉端吸收入静脉，小部分水分和大分子物质进入毛细淋巴管，形成淋巴液，淋巴液沿各级淋巴管道和淋巴结的淋巴窦向心流动，最后汇入静脉。因此，淋巴系统是心血管系统的辅助，协助静脉引流组织液。淋巴器官和淋巴组织具有产生淋巴细胞，过滤淋巴液和进行免疫应答的功能。

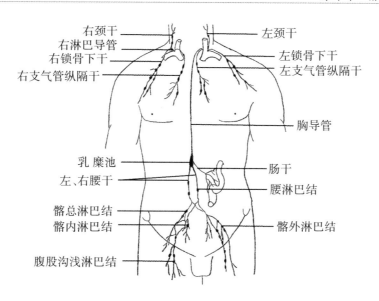

图 10-1　淋巴系统全貌

（二）淋巴管道（lymph vessels）

1. 毛细淋巴管（lymphatic capillaries）

观察内容：通过数字人解剖系统观察。毛细淋巴管是淋巴管的起始段，位于组织间隙内，以膨大的盲端起始，互相吻合成毛细淋巴管网，然后汇合成淋巴管。

2. 淋巴管（lymphatic vessels）

观察内容：通过淋巴系统概观标本和数字人解剖系统观察。淋巴管由毛细淋巴管汇合而成，在全身广泛分布，根据其走形位置可分为浅淋巴管和深淋巴管。浅淋巴管行于皮下浅筋膜内，多与浅静脉伴行；深淋巴管行于深筋膜深面，常与深部的血管神经束伴行。浅、深淋巴管之间存在丰富的交通。淋巴管内有较多的瓣膜，可防止淋巴液逆流。

3. 淋巴干（lymphatic trunks）

观察内容：通过淋巴系统概观标本和数字人解剖系统观察。淋巴干由淋巴管汇合而成。全身的淋巴干共有9条，包括左、右颈干，左、右锁骨下干，左、右支气管纵隔干，左、右腰干和一个肠干。

4. 淋巴导管（lymphatic ducts）

观察内容：通过淋巴系统概观标本观察。全身的9条淋巴干最终汇合成2

条淋巴导管，即胸导管和右淋巴导管，分别注入左、右静脉角。

（1）胸导管（thoracic duct）

胸导管长30～40 cm，起自第1腰椎前方的乳糜池，经膈的主动脉裂孔入胸腔，沿脊柱右前方和胸主动脉与奇静脉之间上行，至第5胸椎高度逐渐偏向左侧，沿脊柱左前方上行，经胸廓上口至颈根部，然后弯向前内下方注入左静脉角。乳糜池呈囊状膨大，由左、右腰干和肠干汇合而成；胸导管注入左静脉角前还接受左颈干、左锁骨下干和左支气管纵隔干。胸导管引流下半身和上半身左侧半的淋巴，即全身3/4区域的淋巴回流。

胸导管歌诀

胸导管是个重点，乳糜池起腰一前；

上穿动脉裂孔后，行于胸主奇静间；

最后注入左静角，收集淋巴六大干。

（2）右淋巴导管（right lymphatic duct）

右淋巴导管长1～1.5 cm，为一短干，由右颈干、右锁骨下干和右支气管纵隔干汇合而成，注入右静脉角。右淋巴导管引流上半身右侧半的淋巴，即全身1/4区域的淋巴回流。

（三）淋巴器官

1. 淋巴结（lymph nodes）

观察内容：通过淋巴系统概观标本和数字人解剖系统观察。淋巴结为大小不等的圆形或椭圆形小体，直径2～25 mm，质软，色灰红。淋巴结一侧隆凸，有数条输入淋巴管进入；一侧凹陷，称淋巴结门，有1～2条输出淋巴管及血管神经出入。淋巴结多聚集成群，以深筋膜为界可将淋巴结分为浅、深两种，多沿血管排列，位于关节的屈侧和器官门的附近。

2. 胸腺（thymus）

观察内容：通过胸腺标本（见内分泌系统）观察。胸腺位于前纵隔上部，胸骨柄后方；呈扁条状，分为不对称的左、右两叶，质软。胸腺有明显的年龄变化，新生儿体积较大，随年龄增长继续发育，青春期达到顶点，以后逐渐退化，大部分被脂肪组织代替。

3. 脾（spleen）

观察内容：通过脾外形标本观察。脾位于左季肋区胃底与膈之间，第9～

11肋深面；呈椭圆形，暗红色，质软而脆。脾有膈、脏两面，前、后两端，上、下两缘。膈面光滑隆凸，与膈相贴；脏面凹陷，中央有脾门，是脾的血管、神经和淋巴管出入之处。前端宽阔，后端钝圆。上缘锐利，有2～3个脾切迹；下缘较钝，朝向后下方。

（四）人体的淋巴引流及各部的淋巴结

1. 头部淋巴管和淋巴结（lymph bessels and nodes of the head）

观察内容：通过头颈部淋巴管和淋巴结标本观察。头部淋巴结多位于头、颈交界处，主要引流头面部的淋巴，输出淋巴管直接或间接注入颈外侧上深淋巴结。

2. 颈部淋巴管和淋巴结（lymph vessels and nodes of the neck）

观察内容：通过头颈部淋巴管和淋巴结标本观察。颈部淋巴结多沿颈部静脉纵向排列，包括颈前淋巴结、颈外侧淋巴结和咽后淋巴结。头、颈部淋巴结的输出管汇集成左、右颈干。颈外侧深淋巴结中位于锁骨上大窝的锁骨上淋巴结，其中位于左斜角肌前方的淋巴结称为virchow淋巴结。胸腹盆部肿瘤的患者，尤其是食管腹段癌和胃癌时，癌细胞可经胸导管转移至该淋巴结，常可在胸锁乳突肌后缘和锁骨上缘触及肿大的淋巴结。

3. 上肢淋巴管和淋巴结（lymph vessels and nodes of the upper limb）

观察内容：通过腋淋巴结及乳房淋巴结、上肢淋巴结标本观察。上肢的淋巴结包括肘淋巴结、锁骨下淋巴结和腋淋巴结。腋淋巴结位于腋窝疏松结缔组织内，可分为5群：胸肌淋巴结、外侧淋巴结、肩胛下淋巴结、中央淋巴结和尖淋巴结。腋淋巴结收纳肘淋巴结和锁骨下淋巴结的输出淋巴管，其输出淋巴管合成左、右锁骨下干。

4. 胸部淋巴管和淋巴结（lymph vessels and nodes of the thorax）

观察内容：通过胸腔脏器淋巴结标本观察。胸部淋巴结位于胸壁和胸腔脏器周围，输出管主要形成左、右支气管纵隔干。

5. 下肢淋巴管和淋巴结（lymph vessels and nodes of the lower limb）

观察内容：通过下肢淋巴结标本观察。下肢的淋巴结包括腘淋巴结和腹股沟淋巴结，下肢浅、深淋巴管分别与浅静脉和深血管伴行，直接或间接注入腹股沟淋巴结，其输出淋巴管注入髂内和髂外淋巴结，最后注入腰干。

6. 腹部淋巴管和淋巴结（lymph vessels and nodes of the abdomen）

观察内容：通过腹盆部淋巴结标本观察。腹部淋巴结位于腹后壁和腹腔脏器周围，沿腹腔血管排列。腹壁的淋巴结输出淋巴管汇合成左、右腰干，腹腔脏器的淋巴结输出淋巴管汇合成肠干。

7. 盆部淋巴管和淋巴结 （lymph vessels and nodes of the pelvis）

观察内容：通过腹盆部淋巴结标本观察。盆部淋巴结沿盆腔血管排列，包括髂内淋巴结、骶淋巴结、髂外淋巴结和髂总淋巴结。髂总淋巴结沿髂总血管排列，收集髂内淋巴结、骶淋巴结和髂外淋巴结的输出淋巴管，其输出淋巴管注入腰淋巴结，最后汇入腰干。

淋巴系统（lymphatic system）是循环系统的辅助部分，是由淋巴管道、淋巴组织与淋巴器官组成。淋巴系统能运输大分子物质和水分，调控体内环境的平衡，保证内环境稳定，是实现生命生存发展的内在要求。而适宜的自然环境是实现生命生存发展的外在要求，保护环境是每个人的责任。习近平总书记在党的二十大报告指出："我们坚持绿水青山就是金山银山的理念，坚持山水林田湖草沙一体化保护和系统治理，全方位、全地域、全过程加强生态环境保护，生态文明制度体系更加健全，污染防治攻坚向纵深推进，绿色、循环、低碳发展迈出坚实步伐，生态环境保护发生历史性、转折性、全局性变化，我们的祖国天更蓝、山更绿、水更清。"现在全国上下掀起了保护环境，建设美丽中国的热潮。相信经过不懈的努力，天会更蓝，树会更绿，水会更清。

七、案例分析

患者某，女性，49岁，半年前发现右乳房内有一约蚕豆大小的肿块，无疼痛；其后肿块逐渐增大，偶有针刺样疼痛。查体右乳外上象扪及3 cm×3 cm肿块，边界不清，与皮肤有轻度粘连，右侧腋窝可扪及3枚肿大的淋巴结。初步诊断为右乳腺癌。请问：①女性乳房的淋巴回流途径有哪些？②试分析该患者淋巴转移最有可能的转移方向。

六、思考题

（1）试述淋巴系统的组成。

（2）试述脾的形态、位置和毗邻。

全身淋巴引流总表

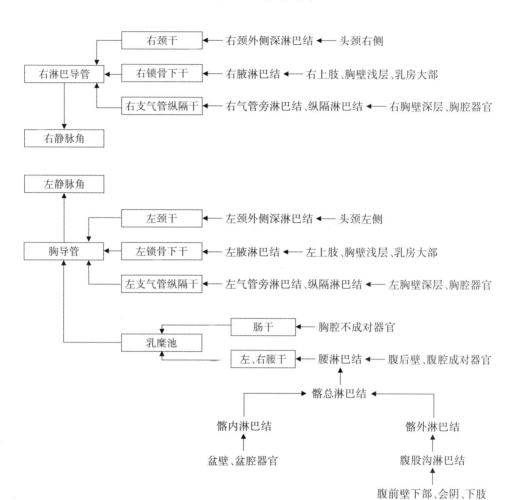

第四编　感觉器

第十一章

视 器

实验十七 视 器

一、学习目标

知识目标：熟悉眼球壁各层的形态、结构和功能并能充分运用；熟悉眼球内容物的组成并能充分运用；熟悉房水产生部位与循环途径并能充分运用；归纳晶状体的形态结构和功能；概括眼屈光系统的组成及作用原理；阐述泪器的组成、泪液的产生及循环途径；熟悉眼外肌的构成和作用并能充分运用；描述感觉器的概念和功能，眼球的外形，眼副器的构成，眶脂体和眶筋膜的作用，眼的动脉来源，眼的静脉回流；说出白内障和青光眼发生的解剖学基础，近视的治疗方法；归纳感觉器的分类；概括眼睑的结构分层和作用；阐述结膜的分布；归纳视网膜中央动脉的走行和分布。

能力目标：具有分析近视发生原因的能力，并了解治疗近视的方法原理和技术；具有分析白内障发生原因的能力，并了解治疗白内障的方法原理和技术；具有分析青光眼发生原因的能力。

素质、情感价值观目标：在故事中渗透医者仁心、珍爱生命的医德教育；通过"光明行动"激发学生的家国情怀。

二、实验要求

（1）通过眼眶矢状切标本、睑板标本、泪器标本和眼球模型观察眼球壁的层次、各层的分布及形态和结构特点，观察眼球折光装置的组成和结构特点，观察房水的循环途径，观察眼睑和结膜的形态结构及分布，观察泪器的组成及泪液的流向。

（2）通过眼外肌标本观察眼外肌。

三、实验重点和难点

实验重点：感觉器和感受器的概念，感受器的分类和功能，眼球壁各层的分布和各部的形态、结构和功能，眼球内容物的名称和功能，运动眼球和眼睑的肌肉名称、位置和作用，房水、晶状体、睑结膜、球结膜、结膜穹窿、眼外肌、视网膜中央动脉。

实验难点：运动眼球和眼睑的肌肉名称、位置和作用。

四、实验方法

观察标本、模型和数字人，观看教学录像。

五、实验内容

（一）概述

观察内容：通过眼标本和模型观察。眼是感受可见光刺激的视觉器官，又称视器，由眼球和眼副器两部分组成。眼球近似球形，位于眶内，后方借视神经连于间脑，具有屈光成像和将光刺激转换为神经冲动的功能。眼副器位于眼球周围，包括眼睑、结膜、泪器、眼球外肌、眶筋膜和眶脂体等，对眼球有保护、支持和运动等作用。

（二）眼球（eyeball）

观察内容：通过眼眶矢状切标本和模型观察（图11-1）。

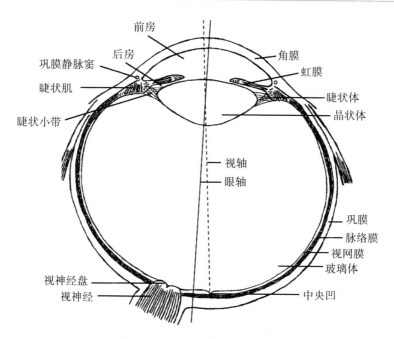

图11-1 眼球水平切面模式图

1. 眼球壁（wall of the eyeball）

观察内容：眼球壁从外向内分为外膜（纤维膜）、中膜（血管膜）和内膜（视网膜）3层（表11-1）。

表11-1 眼球壁的结构

外膜(纤维膜)	中膜(血管膜)	内膜(视网膜)
角膜	虹膜	虹膜部
巩膜	睫状体	睫状体部
	脉络膜	脉络膜部

（1）眼球纤维膜（外膜）（fibrous tunic of eyeball）

外膜由致密的纤维结缔组织组成，厚而坚韧，具有保护和支持作用。外膜从前向后分为角膜和巩膜两部分：①角膜占外膜的前1/6，无色透明，有屈光作用，无血管，但有丰富的感觉神经末梢。②巩膜占外膜的后5/6，不透明，呈乳白色。巩膜和角膜交界处有巩膜静脉窦。

（2）眼球血管膜（中膜）（vascular tunic of eyeball）

中膜位于外膜内面，富含血管和色素细胞，呈棕黑色，故又称血管膜，有隔光作用。中膜从前向后分为虹膜、睫状体和脉络膜三部分：①虹膜位于角膜后方，呈圆盘形，中央的圆孔称瞳孔。虹膜内有环形排列的瞳孔括约肌和放射状排列的瞳孔开大肌，分别可缩小和开大瞳孔，以调节进入眼球内光线的多少。虹膜的颜色依所含色素多少而定。②睫状体位于巩膜和角膜移行处内面，呈环形，其后部平坦为睫状环，前部有向内突出的皱襞为睫状突，发出睫状小带连于晶状体周缘；睫状体内有呈环形排列和放射状排列的睫状肌，可以通过舒张和收缩调节睫状小带的紧张度，从而调节晶状体的曲度。③脉络膜位于睫状体后方，约占中膜的后2/3，薄而柔软，后方有视神经穿过。

（3）视网膜（内膜）（retina）

内膜即视网膜，位于血管膜内面，其后部内面可见一白色圆盘形隆起为视神经盘，视神经盘颞侧下方约3.5 mm处有一黄色小区为黄斑，黄斑中央凹陷处为中央凹。视网膜根据部位可分为虹膜部、睫状体部和脉络膜部。①视网膜虹膜部和睫状体部分别贴附于虹膜和睫状体内面，无感光作用，为视网膜盲部。②视网膜脉络膜部贴附于脉络膜内面，有感光作用，为视网膜视部。视部分为2层：外层为色素上皮层，由单层色素上皮细胞组成；内层为神经层，含有3层神经元，由外向内依次为感光细胞（视杆细胞和视锥细胞）、双极细胞和节细胞，节细胞的轴突向视神经盘汇聚形成视神经。

2. 眼球内容物（content of the eyeball）

观察内容：眼球内容物包括房水、晶状体和玻璃体，这些结构无色透明，均具有屈光作用，与角膜共同组成眼的屈光系统。①房水是充满眼房内的无色透明液体。房水由睫状体产生后自后房经瞳孔流至前房，经虹膜角膜进入巩膜静脉窦，再流入眼静脉。房水除了具有屈光作用外，还有滋养角膜和晶状体、维持眼内压的作用。②晶状体位于虹膜后方，被睫状体环绕，形似双凸透镜，后面较前面隆突，无色透明，富有弹性，晶状体是屈光系统的主要装置。③玻璃体为充满晶状体和视网膜之间的无色透明胶状物质，具有屈光作用和支撑视网膜的作用。

（三）眼副器（accessory organs of the eye）

观察内容：通过活体及睑板标本、泪器标本、眼外肌标本和数字人解剖系统观察。眼副器包括眼睑、结膜、泪器、眼球外肌、眶筋膜和眶脂体等。

1. 眼睑（eyelids）

观察内容：通过活体观察并辨认眼睑及相关结构。上睑和下睑分别位于睑裂的上、下方，睑缘生有睫毛和睑缘腺；睑裂的内、外侧分别为内眦、外眦。

2. 结膜（conjunctiva）

观察内容：结膜是一层富有血管的透明薄膜，按所在部位可分为睑结膜、球结膜和结膜穹隆三部分。①睑结膜分布于上、下睑的内面，用手指翻转上、下睑可见睑板表面被覆一层布满血管的结构，即睑结膜；②球结膜覆盖于眼球的前面；③结膜穹隆位于睑结膜和球结膜的移行处，分为结膜上穹和结膜下穹。

3. 泪器（lacrimal apparatus）

观察内容：泪器包括泪腺和泪道。①泪腺位于眶上壁外侧部的泪腺窝内，有10～20条排泄小管开口于结膜上穹的外侧部。②泪道包括泪点、泪小管、泪囊和鼻泪管。泪点是位于上、下睑内侧端小突起顶部的小孔，通泪小管；泪小管起自泪点，分为上、下泪小管，向内侧汇聚开口于泪囊；泪囊位于泪囊窝内，上部为盲端，下部移行于鼻泪管；鼻泪管是位于骨鼻泪管内的膜性管道，下端开口于下鼻道前部。

4. 眼球外肌（extraocular muscles）

观察内容：通过眼外肌标本和模型观察。眼球外肌共有7条，即上睑提肌、上直肌、下直肌、内直肌、外直肌、上斜肌和下斜肌，这些都是骨骼肌，统称为视器的运动装置（表11-2）。

表11-2 眼球外肌的起止、作用和神经支配

名　称	起　点	止　点	作　用	神经支配
上睑提肌	总腱环	上睑	上提上睑	动眼神经
上直肌	总腱环	眼球前部上面	瞳孔转向上内	动眼神经
下直肌	总腱环	眼球前部下面	瞳孔转向下内	动眼神经
内直肌	总腱环	眼球前部内面	瞳孔转向内侧	动眼神经
外直肌	总腱环	眼球前部外面	瞳孔转向外侧	展神经
上斜肌	总腱环	眼球上部后外侧	瞳孔转向下外	滑车神经
下斜肌	眶下壁内侧	眼球下部后外侧	瞳孔转向上外	动眼神经

（四）眼的血管及神经（blood vessels and nerves of the eye）

1. 动脉（artery）

观察内容：眼球和眼副器的血液供应主要来源于眼动脉及其分支。眼动脉

起自颈内动脉，经视神经管入眶，在眶内发出若干分支分布于眼球、眼球外肌、泪腺和眼睑等，其最重要的分支为视网膜中央动脉。

2. 静脉（vein）

观察内容：眼的静脉主要有眼上静脉和眼下静脉，其属支包括视网膜中央静脉和涡静脉等。

3. 神经（nerve）

观察内容：眼的神经分布比较复杂，除了视神经传导视觉外，其感觉神经来自三叉神经；眼球外肌由动眼神经、滑车神经和展神经支配；眼球内肌中的瞳孔开大肌受交感神经支配，睫状肌和瞳孔括约肌受副交感神经支配。

"光明扶贫行动"是我国为了帮助贫困白内障患者重见光明而开展的一项专项行动。据统计，47%的盲人是因为患白内障而失去光明，大多数白内障患者通过及时的治疗，即可达到标准视力1.0以上，但却因为贫穷与世界相隔绝。我国实施的"光明扶贫行动"项目让中国成千上万的白内障患者重燃生命的光亮。

六、案例分析

患者某，男性，32岁，工作长期接触电脑，双眼近视。眼部检查未见特殊，眼运动、视野、眼位正常，验光配镜可矫正到1.0。请问：①眼的屈光装置包括哪些？②视近物和远物时，晶状体是如何进行调节的？

七、思考题

（1）试述眼球壁各层次的结构。
（2）试述房水的产生部位及循环途径。

第十二章

前庭蜗器

实验十八　前庭蜗器

一、学习目标

知识目标：概括外耳道的形态及临床应用，骨（膜）迷路的分布，耳蜗的位置、形成及分布；归纳蜗管的位置和形态结构；描述听小骨及运动听小骨的肌肉，乳突窦和乳突小房的位置，骨（膜）半规管的位置及开口，前庭的位置及结构；说出声波的传导；了解传导性耳聋与神经性耳聋发生的解剖学基础；了解人工耳蜗与耳聋；归纳鼓膜的位置、分布和形态结构；概括鼓室的形态结构；阐述咽鼓管位置、分布和临床应用；归纳位置觉感受器和听觉感受器。

能力目标：具有区别和判断传导性耳聋与神经性耳聋发生的解剖学原因的能力；联系临床，能分析人工耳蜗的工作原理及适应人群。

素质、情感价值观目标：现代科学技术发展成果已被大量运用于临床，为疾病治疗带来新的方法，我们要激发创新发展的科学精神，让科学更好地为人类的健康服务。

二、实验要求

（1）通过前庭蜗器全貌标本和放大模型观察外耳道的形态、分布、走向和婴儿外耳道的特点；观察听小骨的名称、连接和功能，咽鼓管的分布、开口位置、作用和婴儿咽鼓管的特点，乳突窦和乳突小房的位置和交通；观察骨迷路的分布、各部形态结构和交通关系，内耳感受器的名称、位置和功能，声波经空气传导至内耳的途径。

（2）通过听小骨位置标本观察鼓膜、听小骨和鼓室壁等结构。

三、实验重点和难点

实验重点：鼓室6个壁、咽鼓管、骨迷路、膜迷路。

实验难点：鼓室6个壁的主要结构和交通，骨迷路与膜迷路的分布和位置，位觉和听觉感受器，声波的传导途径。

四、实验方法

观察标本、模型和数字人，观看教学录像。

五、实验内容

（一）概述

观察内容：通过对照前庭蜗器全貌标本、耳放大模型观察。前庭蜗器包括前庭器和蜗器两部分：前庭器主要是指感受头部位置变化的感受装置；蜗器主要是指声波的传导和感受装置。前庭蜗器俗称耳，由外耳、中耳和内耳三部分构成。

（二）外耳（external ear）

观察内容：通过耳放大模型观察。外耳包括耳廓、外耳道和鼓膜三部分。

1. 耳廓（auricle）

观察内容：通过活体观察耳廓。耳廓位于头部两侧，主要由弹性软骨表面覆以皮肤而成，皮下组织很少，有丰富的血管和神经。耳廓下1/3部皮下无软骨，主要由纤维结缔组织和脂肪构成，血管丰富，称为耳垂，是临床常用的采血部位。

2. 外耳道（external acoustic meatus）

观察内容：通过耳放大模型观察。外耳道是自外耳门至鼓膜的管道，长约 2.5 cm，外侧 1/3 为软骨部，内侧 2/3 为骨部，由颞骨覆以皮肤而成。外耳道为一弯曲的管道，皮肤较薄，皮下组织稀少，皮肤与软骨膜和骨膜结合紧密；外耳道皮肤除含有毛囊和皮脂腺外，还含有盯聍腺，可分泌盯聍。

3. 鼓膜（tympanic membrane）

观察内容：通过耳放大模型观察。鼓膜位于外耳道与鼓室之间，为椭圆形半透明膜。鼓膜的外侧面向前下外倾斜，与外耳道底呈45°～50°的倾斜角。鼓膜边缘附于颞骨上，其中心向内凹陷为鼓膜脐，是锤骨柄末端附着处。鼓膜脐沿锤骨柄向上可见锤骨前襞和锤骨后襞，两者之间鼓膜上 1/4 的三角区为松弛部，活体呈淡红色；鼓膜下 3/4 为紧张部，活体呈灰白色，其前下方有一个三角形反光区为光锥。

（三）中耳（middle ear）

观察内容：通过前庭蜗器全貌标本和耳放大模型观察。中耳位于外耳和内耳之间，由鼓室、咽鼓管、乳突窦和乳突小房组成，是颞骨内一系列含气的不规则腔道，内衬黏膜，是传导声波的主要部分。

1. 鼓室（tympanic cavity）

观察内容：鼓室是颞骨岩部内的不规则含气腔隙，外侧借鼓膜与外耳道相隔，内侧与内耳相毗邻，向前经咽鼓管通鼻咽，向后经乳突窦通乳突小房。

鼓室有6个壁：①上壁为盖壁，是分隔鼓室与颅中窝的薄骨板；②下壁为颈静脉壁，是分隔鼓室与颈静脉窝的薄骨板；③前壁为颈动脉壁，是颈动脉管的后壁；④后壁为乳突壁，上有乳突窦开口，其下方有锥隆起，内藏镫骨肌；⑤外侧壁为鼓膜壁，大部分由鼓膜构成；⑥内侧壁为迷路壁，由内耳的外侧壁构成，其中部隆凸为岬，岬的后上方有前庭窗，被镫骨底封闭；岬的后下方有蜗窗，被第二鼓膜封闭；前庭窗后上方有面神经管凸，管内有面神经通过。

鼓室内有3块听小骨，由外侧向内侧排列顺序为锤骨、砧骨和镫骨，听小骨之间以关节相连，构成听小骨链，将声波振动从鼓膜传递到前庭窗。鼓室内还有2块运动听小骨的肌，即鼓膜张肌和镫骨肌。

鼓室歌诀

中耳鼓室六个壁，按照顺序记仔细；

前后上下内外侧，前颈动脉后乳突；

上为盖壁下静脉；内侧迷路外鼓膜。

2. 咽鼓管（auditory tube）

观察内容：咽鼓管是连通鼻咽与鼓室的管道，长3.5～4 cm，其近鼻咽的2/3为软骨部，近鼓室的1/3为骨部，内面均覆有黏膜。平时咽鼓管处于闭合状态，在吞咽或尽力张口时开放，空气可经咽鼓管进入鼓室。幼儿咽鼓管较成人短而平直，咽部感染易沿咽鼓管侵入鼓室而致中耳炎。

3. 乳突窦和乳突小房（mastoid antrum and mastoid cells）

观察内容：乳突窦是介于鼓室与乳突之间的腔，向前开口于鼓室，向后与乳突小房相通。乳突小房是位于颞骨乳突内的许多相互连通的含气小腔。

（四）内耳（internal ear）

观察内容：通过前庭蜗器全貌标本、内耳放大模型观察。内耳位于颞骨岩部内，鼓室和内耳道之间，内耳由构造复杂的弯曲管道组成，又称迷路。迷路分为骨迷路和膜迷路，膜迷路套在骨迷路内。膜迷路内、外充满液体，分别称为内淋巴和外淋巴，彼此互不相通。听觉和位置觉感受器即位于膜迷路内。

1. 骨迷路（bony labyrinth）

观察内容：骨迷路是沿颞骨岩部长轴排列的由骨密质构成的管道，从后外方向前内方分别为骨半规管、前庭和耳蜗。①骨半规管：为3个"C"形的互相垂直排列的小管，分别称前、后和外骨半规管。每个骨半规管各有1个壶腹骨脚和1个单骨脚连于前庭，其中前、后骨半规管的单骨脚合成1个总骨脚，故3个骨半规管共有5个孔开口于前庭（壶腹骨脚3个、单骨脚1个、总骨脚1个）。②前庭：是位于骨迷路中部的腔隙，内藏膜迷路的椭圆囊和球囊。前庭的后部有5个小孔通3个骨半规管，前部有1个大孔通耳蜗；前庭的外侧壁有前庭窗和蜗窗，内侧壁有前庭蜗神经穿行。③耳蜗：位于前庭的前方，形似蜗牛壳，其尖端朝向前外侧称蜗顶，底朝向后内侧称蜗底，中央为蜗轴。蜗螺旋管环绕蜗轴两圈半构成耳蜗，蜗轴向周围伸出骨螺旋板，连同膜迷路将耳蜗分成前庭阶、蜗管和鼓阶3条管道。

2. 膜迷路 （membranous labyrinth）

观察内容：膜迷路是套在骨迷路内封闭的膜性管道和囊，由膜半规管、椭圆囊、球囊和蜗管组成。①膜半规管：3个膜半规管分别位于同名的骨半规管内，在3个骨壶腹内膨大为膜壶腹，其内壁有壶腹嵴，是位置觉感受器，能感受旋转变速运动的刺激。②椭圆囊和球囊：位于前庭内，椭圆囊在后上方，后壁有5个开口连通3个膜半规管；球囊在前下方，下端经连合管连于蜗管。椭圆囊和球囊壁内分别有椭圆囊斑和球囊斑，它们是位置觉感受器，能感受直线变速运动的刺激。③蜗管：是套在蜗螺旋管内的1条三棱形膜管，随蜗螺旋管绕蜗轴旋转两圈半，以盲端止于蜗顶。其上壁为前庭膜；外侧壁较厚，富有血管；下壁由骨螺旋板和螺旋膜（蜗管鼓壁）组成。螺旋膜也称基底膜，其上有螺旋器（corti器），是听觉感受器。

3. 内耳道 （internal acoustic meatus）

观察内容：内耳道从内耳门开始，终于内耳道底，长约10 mm。

　　人工耳蜗（cochlear implant）是现代科学技术发展运用最成功的生物医学工程装置，现已广泛应用于临床，为重度聋至全聋的患者带来了福音。这些成果都源于前辈科学家们的不懈研究。当代医学生更要培养这种创新发展的科学精神，让科学更好地为人类的健康服务。

六、案例分析

　　患者某，女性，33岁，约6个月前无明显诱因出现视物旋转感，恶心、呕吐，眩晕时伴右侧耳鸣、耳闷胀感、波动性听力下降，每次持续数小时至数天，反复发作且发作间隔缩短。就诊后经检查初步诊断为梅尼埃病。请问：①内耳由哪些主要结构组成？②位置觉和听觉感受器的名称分别是什么？位于何处？

七、思考题

（1）试述鼓室的6个壁的名称。
（2）试述声波传导的途径。

第五编　神经系统

第十三章

中枢神经系统

实验十九 中枢神经系统

一、学习目标

知识目标：熟悉脊髓的外形、结构、功能并能充分运用；熟悉脊髓的分段及其与椎骨的对应关系并能充分运用；概括脊髓位置、全长及上下端平对位置；熟悉脑干的位置和形态并能充分运用；概括第四脑室构成及其脑脊液通达；归纳小脑的位置和外形；熟悉下丘脑的位置和下丘脑的分布；熟悉端脑的外形、分叶、主要脑回的机能定位并能充分运用；熟悉基底核团的构成及功能并能充分运用；归纳连合纤维及投射纤维的名称及功能。

能力目标：具有识别脊髓表面4沟2裂的能力，能从外形上分辨出颈膨大和腰骶膨大；能辨析脊髓圆锥、终丝与马尾；具有分辨脊髓灰质、白质位置的能力；具有识别脑干表面重要结构的能力；能从外形上分辨出椎体、锥体交叉、橄榄、基底沟、大脑脚、脚间窝、上下丘、面神经丘、正中沟、界沟、前庭区；能辨析小脑上中下角、髓纹脊髓圆锥、薄束结节、楔束结节、迷走神经三角、舌下神经三角；能利用端脑外形及分叶分析不同脑区损伤的主要表现；能利用语言区的位置和功能特征分析运动性失语和感觉性失语的临床特点；能利用内囊内投射纤维的分布分析内囊出血的临床表现。

素质、情感价值观目标：通过阐述国内外脑研究计划和进展，激发学生的家国情怀，为我国的脑研究计划作出贡献；培养学生探索求新的科学精神。

二、实验要求

（1）通过全身神经系统概观标本观察神经系统的组成。

（2）通过脊髓原位标本观察脊髓的位置、上下端水平、外形特征，观察脊神经根与脊髓的分节关系，观察脊髓灰质、白质的组成、配布。

（3）通过脑外形标本观察脑的组成、端脑的分叶、脑各面的主要沟回、分叶，观察脑皮质的第I躯体感觉区、第I躯体运动区、视区、听区、语言中枢、内脏活动调节中枢的定位关系。

（4）通过脑三维切面标本和脑模型观察脑的内部结构，如侧脑室、胼胝体、扣带、前连合、穹隆、基底节、内囊等，观察基底核的位置和组成，观察胼胝体组成及纤维联系，观察内囊位置和分布，观察脑神经核的位置及其与脑神经的关系。

（5）通过脑模型观察中继核：楔束核、薄束核、下橄榄核、脑桥核、红核、黑质等。

（6）通过间脑模型观察间脑的位置和分布，观察第三脑室的位置、境界和交通。

（7）通过脑干外形标本和模型观察脑干分布、脑干的腹侧面、背侧面的形态结构。

（8）通过小脑外形、小脑矢状切标本观察小脑的位置、外形、分叶，观察小脑扁桃体的位置及3对小脑脚与脑干的关系。

三、实验重点和难点

实验重点：脊髓的位置和外形，前角、后角、侧角；脑干的外形（延髓、脑桥、中脑、菱形窝、第四脑室）；小脑分叶和功能分区；端脑的外形和分叶，第I躯体运动区、第I躯体感觉区、视区、听区、语言中枢，侧脑室、基底核（纹状体、屏状核、杏仁体），大脑半球的投射纤维和内囊。

实验难点：脊髓节段与椎骨的对应关系；脊髓灰质核团，纤维束损伤后临床表现；语言中枢；新、旧纹状体。

四、实验方法

观察标本、模型和数字人，观看教学录像。

五、实验内容

（一）概述

观察内容：对照中枢神经系统标本、模型和数字人解剖系统观察。神经系统包括中枢神经系统（脊髓和脑）和周围神经系统（脊神经、脑神经和内脏神经）。中枢神经系统包括脊髓和脑。脊髓位于椎管内，重约30 g；脑位于颅腔内，重约1400 g，脑又分为端脑、间脑、中脑、脑桥、延髓和小脑，通常将中脑、脑桥和延髓合称为脑干。

（二）脊髓（spinal cord）

1. 脊髓的外形

观察内容：通过神经系统概观标本和脊髓标本观察。脊髓位于椎管内，上端在平枕骨大孔处与延髓相连，下端在成人平第1腰椎下缘（新生儿平第3腰椎），全长42～45 cm。脊髓全长分为31个脊髓节段：8个颈节、12个胸节、5个腰节、5个骶节和1个尾节。脊髓呈扁圆柱形，全长粗细不等，有C_4～T_1节段的颈膨大和L_2～S_3节段的腰骶膨大，分别发出支配上肢和下肢的神经。脊髓末端变细为脊髓圆锥，脊髓圆锥以下延续为终丝。脊髓表面有数条纵行的沟或裂，前面有前正中裂，其两侧有前外侧沟，31对脊神经前根由此穿出；后面有后正中沟，其两侧有后外侧沟，31对脊神经的后根由此穿入。

2. 脊髓节段与椎骨的对应关系

观察内容：成人的脊髓与椎管长度不一致，大致的对应关系为上颈髓节段（C_1～C_4）与同序数椎骨的椎体相对应，下颈髓节段（C_5～C_8）和上胸髓节段（T_1～T_4）与同序数椎骨的上1节椎体平对，中胸髓节段（T_5～T_8）约与同序数椎骨的上2节椎体平对，下胸髓节段（T_9～T_{12}）约与同序数椎骨的上3节椎体平对，全部腰髓节段约平对第10～12胸椎，全部骶髓和尾髓节段约平对第1腰椎。

脊髓节段与椎骨对应关系歌诀

颈节一到四对齐，颈五胸四高一节；

中胸高二下高三，腰节平胸十十二；

骶髓尾髓平腰一，定位诊断是依据。

3. 脊髓的内部结构

观察内容：通过脊髓横断面标本和脊髓放大模型观察。脊髓正中央有中央管，围绕中央管有略呈"H"形的灰质，其周围为白质。①灰质前面伸出部分为前角，后面伸出部分为后角，前、后角之间为中间带，第1胸节到第3腰节的中间带还有向外侧突出的侧角。从脊髓整体看，前角、后角和侧角各自上下延续呈柱状，分别称为前柱、后柱和侧柱。脊髓灰质的神经核主要包括脊髓前角的前角内侧核和前角外侧核，后角的胶状质、后角边缘核和后角固有核，中间带的背核、中间内侧核、中间外侧核和骶副交感核。②白质位于灰质周围，被脊髓的沟裂分为前索、外侧索和后索三部分，由纵行的纤维（传导束）组成，包括上行（感觉）纤维束、下行（运动）纤维束和紧贴灰质边缘短距离走形的固有束。上行纤维束主要有薄束、楔束、脊髓丘脑束、脊髓小脑前束和脊髓小脑后束等，下行纤维束主要有内侧纵束、皮质脊髓束、前庭脊髓束、顶盖脊髓束、红核脊髓束和网状脊髓束等。

（1）薄束和楔束（fasciculus gracilis & fasciculus cuneatus）

薄束和楔束位于脊髓后索，下半身（T_5以下）的纤维组成薄束，上半身（T_4以上）的纤维组成楔束，T_5以下薄束占据后索全部，T_4以上的后索薄束在内侧、楔束在外侧上行，分别止于延髓的薄束核和楔束核。薄束和楔束向大脑传导本体感觉和精细触觉。

（2）脊髓丘脑束（spinothalamic tract）

脊髓丘脑束包括脊髓丘脑侧束和脊髓丘脑前束，分别位于脊髓外侧索前半部和前索，主要起自脊髓后角固有核，大部分纤维经白质前连合交叉到对侧上行，小部分不交叉直接在前索上行，进入脑干后两束合并走行称为脊髓丘系，最后终于背侧丘脑的腹后外侧核。脊髓丘脑束传导痛觉、温度觉、粗触觉。

（3）脊髓小脑后束和脊髓小脑前束（posterior spinocerebellar tract & anterior spinocerebellar tract）

脊髓小脑后束和脊髓小脑前束分别位于脊髓外侧索周边部的背侧分和腹侧

分，脊髓小脑后束起自 $C_8\sim L_3$ 的胸核，在同侧上行并经小脑下脚止于旧小脑皮质；脊髓小脑前束起自 $L_2\sim S_3$ 的脊髓边缘细胞，交叉到对侧上行并经小脑上脚止于旧小脑皮质。两束均传导躯干下部和下肢的本体感觉。

（4）皮质脊髓束（corticospinal tract）

皮质脊髓束包括皮质脊髓侧束和皮质脊髓前束，起自大脑皮层的躯体运动区和躯体感觉区，下行经内囊后肢和脑干，在延髓椎体交叉处，大部分纤维交叉至对侧形成皮质脊髓侧束，小部分纤维不交叉行于前索形成皮质脊髓前束，皮质脊髓前束在下行过程中大部分纤维经白质前连合逐节交叉到对侧，小部分不交叉纤维止于同侧，最终都止于脊髓前角运动神经元。皮质脊髓束的主要功能是控制骨骼肌的随意运动。

4. 脊髓的功能

观察内容：脊髓主要有传导功能和反射功能。传导功能由上、下行传导束实现，反射功能包括内脏反射（如排尿反射、排便反射等）和躯体反射（如牵张反射、屈曲反射等）。

（三）脑干（brain stem）

观察内容：通过脑干标本和脑干放大模型观察。脑干位于脊髓和间脑之间，从下向上由延髓、脑桥和中脑三部分组成。

1. 脑干的位置和外形

（1）延髓（medulla oblongata）

延髓形似倒置的圆锥体，上端在腹侧面以延髓脑桥沟与脑桥分界，下端在枕骨大孔与脊髓相连。延髓腹侧面前正中裂两侧的隆起为椎体；椎体下端，左右两侧纤维相互交叉为椎体交叉；锥体外侧的明显隆起为橄榄；椎体与橄榄之间为前外侧沟，沟内有舌下神经根出脑；橄榄背侧有联系延髓与小脑的小脑下脚；橄榄与小脑下脚间的沟为橄榄后沟，其内自上而下有舌咽神经、迷走神经和副神经根丝附着。延髓背侧面有薄束结节和楔束结节，上部中央管敞开为第四脑室，构成菱形窝的下部。

（2）脑桥（pons）

脑桥腹侧面有明显的膨大为脑桥基底部，其正中有纵行浅沟为基底沟；基底部向两侧延伸的纤维束与小脑相连称为小脑中脚，两者移行处有三叉神经根丝附着；脑桥基底部的上缘与中脑的大脑脚相接，下缘的延髓脑桥沟内自内向外有展神经、面神经和前庭蜗神经根出入。脑桥的背侧面形成菱形窝的上部，两侧为小脑上脚，又称结合臂，其间夹有薄层白质板称上髓帆，其与中脑下丘交界处有滑车神经根出脑。

（3）中脑（mesencephalon）

中脑腹侧面上界为间脑的视束，下界为脑桥上缘，两侧各有一粗大柱状结构为大脑脚，其中间凹陷称脚间窝；大脑脚内侧有动眼神经根出脑。中脑背侧面有两对圆形隆起，分别称上丘和下丘，合称四叠体，分别是视觉和听觉的反射中枢；在上、下丘的外侧，各自向外上方伸出一条长的隆起，称为上丘臂和下丘臂，分别连于间脑的外侧膝状体和内侧膝状体。

（4）菱形窝（rhomboid fossa）

菱形窝又称第四脑室底，由延髓上部和脑桥的背面构成。菱形窝的下外侧缘自内下向外上分别为薄束结节、楔束结节和小脑下脚，上外侧缘为小脑上脚，外侧角为小脑中脚，两外侧角之间的条状隆起为髓纹。菱形窝正中有纵行的正中沟，其外侧与之平行的为界沟，此沟上端区域为蓝斑。髓纹上方正中沟与界沟之间为内侧隆起，其下部为面神经丘，内含面神经膝和展神经核；界沟外侧为前庭区和听结节，内含前庭核和蜗神经核。髓纹下方正中沟与界沟之间区域的上内侧为舌下神经三角，下外侧为迷走神经三角，其内分别有舌下神经核和迷走神经背核。

2. 脑干的内部结构

观察内容：脑干的内部结构主要包括脑神经核，非脑神经核，长的上、下行纤维束和网状结构。这些内部机构大多无法用肉眼观察，以理论讲授为主，辅助以脑干标本、脑干放大模型和数字人参照理解。①脑干的灰质是由许多功能一致的神经元胞体聚集在一起，称为神经核，有的神经核是脑神经的发起核或终止核，称为脑神经核，有的是脑与脊髓和小脑之间的传导中继核，称为非脑神经核。②脑干是脑与脊髓之间神经纤维连接的必经之路，故脑干内有许多纤维束通过，称为传导束，包括上行和下行传导束，且这些传导束在脑干内交叉传导，打乱了脊髓原来的灰、白质界限。③脑干内有大量交织成网的纤维和散在其中的神经元混合而成的网状结构，其功能广泛，不但参与躯体运动、躯体感觉以及内脏调节，并且在控制睡眠觉醒、生物节律、时空分辨、学习记忆以及情感变化等活动中也起到重要作用。

（1）脑神经核（cranial nerve nucleus）

脑神经中除了第Ⅰ～Ⅱ对脑神经外，第Ⅲ～Ⅻ对脑神经均出入脑干，并有相应的核团与其相连。由于脑神经含有7种纤维成分，与之对应的脑神经核也分为7种核团，功能相同的脑神经核在脑干内有规律地排列成纵行的脑神经核功能柱。

躯体运动柱：位于最内侧邻近正中线，相当于脊髓前角运动细胞，支配自肌节演化的骨骼肌，即舌肌和眼球外肌，由4个核团组成，自上而下为动眼神经核、滑车神经核、展神经核和舌下神经核。

一般内脏运动柱：位于躯体运动柱外侧，支配头、颈、胸、腹部器官的平滑肌、心肌和腺体，由4个核团组成，自上而下为动眼神经副核、上泌涎核、下泌涎核和迷走神经背核。

特殊内脏运动柱：位于躯体运动柱外侧，支配由腮弓演化的骨骼肌，即咀嚼肌、面部表情肌和软腭、咽喉肌等，由4个核团组成，自上而下为三叉神经运动核、面神经核、疑核和副神经核。

一般内脏感觉柱：接受内脏器官和心血管的初级感觉纤维。

特殊内脏感觉柱：接受味觉的初级感觉纤维。这两者由单一的孤束核构成，位于界沟外侧，其头端的味觉核接受初级味觉纤维，尾端的一般内脏感觉核接受内脏器官和心血管的初级感觉纤维。

一般躯体感觉柱：位于内脏感觉柱的外侧，接受头面部皮肤与口、鼻腔黏膜的初级感觉纤维，由3个与三叉神经有关的核团构成，自上而下为三叉神经中脑核、三叉神经脑桥核和三叉神经脊束核。

特殊躯体感觉柱：位于内脏感觉柱的外侧，接受内耳听觉和平衡觉初级纤维，由蜗神经核和前庭神经核两个核群构成。

（2）非脑神经核（non-cranial nucleus）

脑干内的非脑神经核参与组成各种信息传导通路或反射通路。脑干各部主要的非脑神经核有：①延髓，薄束核、楔束核、下橄榄核和楔束副核；②脑桥，上橄榄核、脑桥核和蓝斑；③中脑，下丘、上丘、顶盖前区、红核、黑质和腹侧被盖区等。

（3）脑干的上行、下行纤维束

脑干的上行纤维束主要有内侧丘系、脊髓丘脑束、外侧丘系、三叉丘系、脊髓小脑前束、脊髓小脑后束和内侧纵束，下行纤维束主要有锥体束、顶盖脊髓束、红核脊髓束、前庭脊髓束和网状脊髓束等。

内侧丘系：起于薄束核和楔束核，经延髓椎体后方，中线两侧，穿过脑桥的斜方体，经中脑红核的背外侧上行，终于背侧丘脑的腹后外侧核。

脊髓丘脑束：来自脊髓的脊髓丘脑束进入脑干后在延髓下橄榄核的背外

侧，而后自内侧丘系的背外侧上行，终于背侧丘脑的腹后外侧核。

外侧丘系：蜗神经背侧核和腹侧核的听觉纤维，在脑桥被盖腹侧左右交叉，形成斜方体，然后转折向上形成外侧丘系，止于下丘，转而投射到间脑的内侧膝状体，传导听觉信息。

三叉丘系：三叉神经脑桥核和三叉神经脊束核发出的纤维，交叉至对侧上行，构成三叉丘系，与内侧丘系伴行，止于背侧丘脑的腹后内侧核。

锥体束：包括皮质脊髓束和皮质脑干束（皮质核束），是大脑控制随意运动的下行纤维束。

（四）小脑（cerebellum）

观察内容：通过小脑外形标本、小脑矢状切标本和模型观察。小脑位于颅后窝，在脑桥和延髓的后方，并借上、中、下3对小脑脚与脑干相连。

1. 小脑的外形和分区

观察内容：小脑由两侧隆起的小脑半球和中间的小脑蚓组成。小脑上面较平坦，有许多平行裂隙，其中最明显的一条"V"形裂隙称为原裂，其后下方有水平裂，原裂将小脑分为前叶（旧小脑）和后叶（新小脑）。小脑下面紧靠小脑蚓的椭圆形膨隆称小脑扁桃体，小脑中脚后外方有一对球形结构称绒球，其内借绒球脚与小结相连，绒球、绒球脚和小结合称绒球小结叶（古小脑）。

2. 小脑的内部结构

观察内容：小脑的表面为灰质称小脑皮质，深面为白质称小脑髓质，髓质内可见一些灰质团块称小脑核。小脑核共有4对，从外侧向内侧依次为齿状核、栓状核、球状核和顶核。小脑髓质主要组成3对小脑脚：①小脑下脚又称绳状体，连于小脑和延髓、脊髓之间；②小脑中脚又称脑桥臂，连于小脑和脑桥之间；③小脑上脚又称结合臂，连于小脑和中脑、间脑之间。

3. 小脑的纤维联系和功能

观察内容：①古小脑主要接受同侧前庭神经核和前庭神经节发出的纤维，经小脑下脚到达绒球小结叶的皮质，再发出纤维经小脑下脚投射到同侧的前庭神经核，通过前庭脊髓束和内侧纵束，调节躯干肌和眼外肌的运动神经元，以维持身体平衡和协调眼球运动。②旧小脑主要接受脊髓小脑束的纤维，经小脑上、下脚到达旧小脑皮质，经小脑核中继后一部分纤维经前庭脊髓束和网状脊髓束调控躯干肌和肢体近端肌的肌张力和肌协调，另一部分纤维经小脑上脚到对侧红核和丘脑腹外侧核，再由此发出纤维投射到大脑皮质运动区，通过红核脊髓束和皮质脊髓束调控肢体远端肌肉的肌张力和肌协调。③新小脑主要接受对侧脑桥核发出的纤维，经小脑中脚到达新小脑皮质，经齿状核中继后，发出纤维投射到对侧红核和丘脑腹外侧核，再由此投射到大脑皮质运动区，经皮质脊髓束调控上、下肢精确运动的计划和协调。各小脑分区的纤维联系及功能见表13-1。

表13-1　小脑分区、相关联系及功能简表

小脑分区	对应小脑结构	相关核团	功　能
古小脑(前庭小脑)	绒球小结叶	顶核、前庭神经核	调节机体平衡
旧小脑(脊髓小脑)	小脑半球中间部、小脑蚓	栓状核、球状核	调节肌肉张力
新小脑(大脑小脑)	小脑半球外侧部	齿状核	调节精细活动

（五）间脑（diencephalon）

观察内容：通过脑切面标本、间脑模型观察。间脑位于端脑和中脑之间，其背面和两侧被大脑半球所掩盖，仅部分腹侧面露于脑底。间脑中间有一矢状裂隙为第三脑室。间脑可分为背侧丘脑、后丘脑、上丘脑、底丘脑和下丘脑五部分。

1. 背侧丘脑（dorsal thalamus）

观察内容：背侧丘脑位于间脑的背侧部，外侧紧邻内囊，内侧为第三脑室侧壁，腹侧以下丘脑沟与下丘脑分界，背侧参与形成侧脑室的底，其前端狭窄隆突为丘脑前结节，后端膨大为丘脑枕。背侧丘脑的水平切面上，有"Y"形的白质内髓板将丘脑分为前核群、内侧核群和外侧核群。外侧核群又可分为背、腹侧组两部分，腹侧是背侧丘脑的主要部分，由前向后可分为腹前核、腹外侧核（又称腹中间核）和腹后核。腹后核又分为腹后内侧核和腹后外侧核。腹后外侧核接受内侧丘系和脊髓丘系的纤维，腹后内侧核接受三叉丘系及由孤束核发出的纤维，腹后核发出的纤维参与组成丘脑中央辐射，经内囊终于中央后回的躯体感觉中枢（图13-1）。

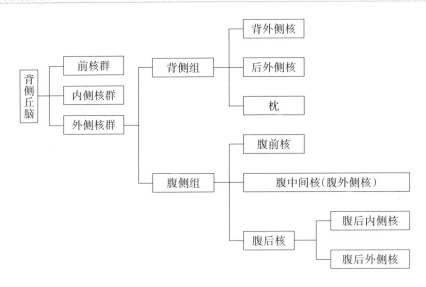

图13-1　背侧丘脑内部结构

2. 后丘脑（metathalamus）

观察内容：后丘脑位于背侧丘脑的后下方，包括内侧膝状体和外侧膝状体。内侧膝状体接受听觉传入纤维，投射到颞叶的听觉中枢；外侧膝状体接受视觉传入纤维，投射到枕叶的视觉中枢。

3. 上丘脑（epithalamus）

观察内容：上丘脑位于第三脑室顶部周围，从前向后依次为丘脑髓纹、缰三角、缰联合、松果体和后联合。

4. 底丘脑（subthalamus）

观察内容：底丘脑位于背侧丘脑的下方，内囊和下丘脑之间。

5. 下丘脑（hypothalamus）

观察内容：下丘脑位于背侧丘脑的下方，从脑底看下丘脑由前向后包括视交叉、灰结节和乳头体。灰结节下延为漏斗，漏斗下端连垂体。下丘脑的核团主要有视上核、视旁核、漏斗核和乳头体核等。下丘脑与大脑边缘系统共同调节内脏活动，并通过对垂体的联系，成为调节内分泌活动的重要中枢，对体温、摄食、睡眠、生殖、情绪反应和水盐平衡等起着重要的调节作用。

6. 第三脑室（third ventricle）

观察内容：第三脑室是位于两侧背侧丘脑和下丘脑之间的腔隙，其前方借室间孔与左、右侧脑室相通，后方经中脑水管与第四脑室相通。脑室顶部为第三脑室脉络组织，底部由视交叉、灰结节、漏斗和乳头体构成。

（六）端脑（telencephalon）

观察内容：通过脑外形标本和脑模型观察。端脑由两侧大脑半球借胼胝体连接而成，表层的灰质为大脑皮质，深层的白质为髓质，髓质中包藏着一些核团称为基底核。大脑半球内部的空腔为侧脑室。

1.端脑的外形和分叶

观察内容：端脑有左、右两个大脑半球，其间为大脑纵裂，纵裂的底为胼胝体；大脑半球表面凹凸不平，凹陷称为大脑沟，沟间隆起称为大脑回。每个大脑半球有3个面，即外侧面、内侧面和底面。①外侧面：外侧面借中央沟、外侧沟和顶枕沟将大脑半球分为5个叶，即额叶、顶叶、颞叶、枕叶和岛叶。外侧面主要的沟和回有：中央前沟、中央后沟、额上沟、额下沟、顶内沟、颞上沟、颞下沟；中央前回、中央后回、额上回、额中回、额下回、顶上小叶、顶下小叶（缘上回和角回）、颞上回、颞下回和颞横回。②内侧面：内侧面主要的沟和回有：距状沟、顶枕沟、扣带沟、胼胝体沟，中央旁小叶、楔叶、舌回和扣带回。③底面：主要的沟和回有嗅束沟、枕颞沟、侧副沟、海马沟，直回、嗅球、嗅束、嗅三角、前穿质、海马旁回、钩、齿状回、海马。④边缘叶：位于胼胝体周围和侧脑室下角底壁的一圈弧形结构称为边缘叶，包括隔区、扣带回、海马旁回、海马和齿状回等（图13-2）。

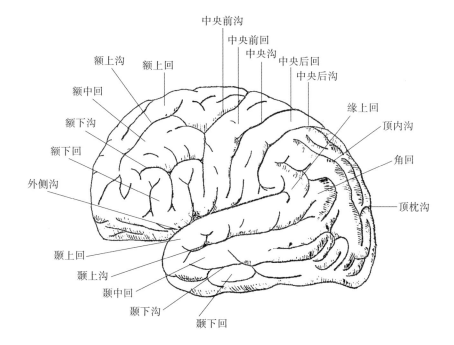

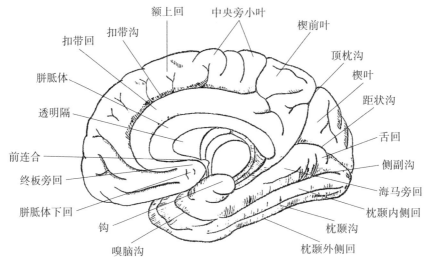

额上回　中央旁小叶
扣带沟　　　　　　楔前叶
扣带回
顶枕沟
胼胝体　　　　　　　楔叶
透明隔　　　　　　距状沟
舌回
前连合　　　　　　侧副沟
终板旁回　　　　　海马旁回
胼胝体下回　　　　枕颞内侧回
钩　　　　枕颞沟
嗅脑沟　　枕颞外侧回

图13-2　端脑的外形

2. 侧脑室（lateral bentricle）

观察内容：通过侧脑室标本观察。侧脑室位于大脑半球内，左、右各一，内含脑脊液。侧脑室可分为中央部、前角、后角和下角四部分。两侧前角各借室间孔与第三脑室相通，室腔内有脉络丛，不断产生脑脊液。

3. 基底核（basal nuclei）

观察内容：通过脑水平切面标本和模型观察。基底核是埋在大脑髓质深部的一些灰质核团，包括尾状核、豆状核、屏状核和杏仁体。①尾状核：位于背侧丘脑背外侧，呈"C"形，全长伴随侧脑室，分为头、体、尾三部分。②豆状核：位于背侧丘脑外侧，横切面呈三角形。豆状核被两层白质髓板分为三部分，外侧部为壳，内侧两部合称苍白球。苍白球较古老，称旧纹状体；壳和尾状核发生较晚，称新纹状体。③屏状核：位于豆状核和岛叶之间的薄层灰质。④杏仁体：位于海马旁回深面，与尾状核尾相连，属边缘系统。

4. 大脑皮质（cerebral coretx）

观察内容：通过脑皮质机能定位标本和模型观察。脑表层颜色较深者为大脑皮质，是神经系统的最高中枢。不同的皮质区具有不同的功能，大脑皮质的功能定位：

第Ⅰ躯体运动区：位于中央前回和中央旁小叶的前部。

第Ⅰ躯体感觉区：位于中央后回和中央旁小叶的后部。

视觉区：位于枕叶内侧面距状沟两侧的皮质，即楔叶和舌回。

听觉区：位于颞横回。

味觉区：位于中央后回下部的岛盖部。

嗅觉区：位于海马旁回的钩附近。

平衡觉区：位于中央后回下端头面部感觉区附近。

语言中枢：运动性语言中枢位于额下回后部；书写中枢位于额中回后部；听觉性语言中枢位于颞上回后部；视觉性语言中枢位于角回。

5. 大脑半球的髓质

观察内容：通过大脑联络纤维标本、内囊标本和模型观察。大脑半球的髓质由大量神经纤维组成，主要包括联络纤维、联合纤维和投射纤维。①联络纤维是联系同侧大脑半球内各部分皮质的纤维，包括弓状纤维、钩束、上纵束、下纵束和扣带。②连合纤维是连接左、右两侧大脑半球皮质的纤维，包括胼胝体、前连合和穹隆连合。③投射纤维是联系大脑皮质和皮质下各中枢的上、下行纤维，投射纤维大部分经过内囊。

内囊（internal capsule）

内囊是位于丘脑、尾状核与豆状核之间，由投射纤维构成的白质板。在水平切面上，内囊呈向外开放的"＞＜"形，可分为内囊前肢（豆状核和尾状核之间，主要走行额桥束和丘脑前辐射）、内囊膝（前、后肢之间，走行皮质核束）和内囊后肢（豆状核和背侧丘脑之间，主要走行皮质脊髓束、皮质红核束、丘脑中央辐射、顶枕颞桥束、视辐射和听辐射）。内囊损伤可出现"三偏"症，即对侧偏身感觉障碍（丘脑中央辐射损伤）、对侧偏瘫（皮质脊髓束、皮质核束损伤）和对侧偏盲（视辐射损伤）。

通过20世纪和21世纪全球各国实施的脑研究计划可以看出，尽管科学研究无国界，但知识产权、重要成果对国家发展和技术更新的重要性，科学技术在大国竞争中依然处于核心地位。习近平总书记在党的二十大报告中指出："坚持创新在我国现代化建设全局中的核心地位……培育创新文化，弘扬科学家精神，涵养优良学风，营造创新氛围。扩大国际科技交流合作，加强国际化科研环境建设，形成具有全球竞争力的开放创新生态。"

六、案例分析

患者某，女性，7岁，10个月前出现头痛、发热、呕吐伴腹泻等症状，随后发现右下肢活动受限。体检示：患者头部、颈部、双上肢和左下肢活动度良好；右下肢瘫痪、肌张力下降明显；全身浅、深感觉正常，右侧膝跳反射消失，病理反射阴性；初步诊断为脊髓灰质炎。请问：①脊髓灰质的位置、分布以及各分布的神经元名称是什么？②应用所学的解剖学知识，分析该患者脊髓损伤的节段和部位。

七、思考题

（1）试述脊髓白质内主要上、下行纤维束的位置及其功能。

（2）请在标本和模型上指出脑干的主要结构名称和位置。

（3）请在标本上指出大脑皮质的运动、感觉、视觉、听觉和语言中枢各位于何处？

（4）内囊损伤可出现什么症状？利用所学解剖学知识分析其原因。

中枢神经系统思维导图

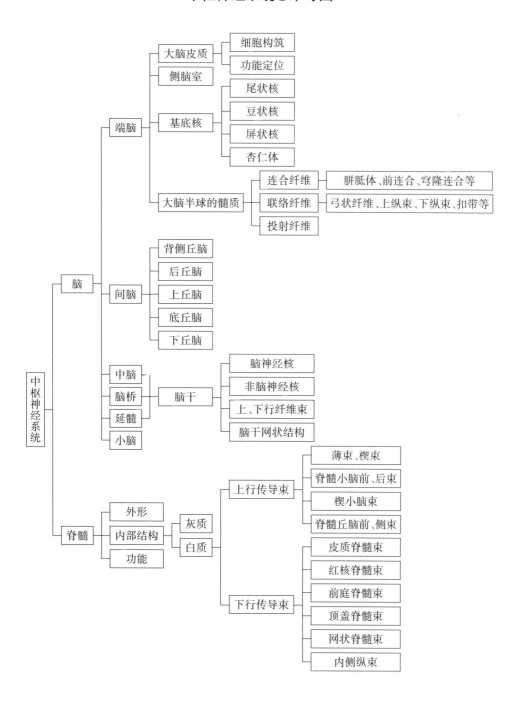

第十四章

周围神经系统

实验二十　总论、脊神经

一、学习目标

知识目标：熟悉神经系统的区分、常用术语和活动方式并能充分运用；熟悉脊神经的性质和前支的特点并能充分运用；概括颈丛、臂丛、腰丛和骶丛的位置和组成；归纳颈丛皮支、膈神经的行程和分布、胸长神经分布和翼状肩、腋神经分布和方肩、桡神经分布和垂腕、肌皮神经分布、正中神经分布和猿掌、尺神经分布和爪形手；概括髂腹下神经、髂腹股沟神经、生殖股神经、股神经、闭孔神经和坐骨神经的分支和分布；阐述胫神经分布和钩状足、腓总神经分布和马蹄内翻足；熟悉胸神经前支的走行特点并能充分运用其脊髓损伤平面和麻醉平面进行判断；描述神经系统的功能；说出颈丛皮支的神经阻滞麻醉；了解坐骨神经痛的解剖学基础。

能力目标：具有区分白质和灰质、皮质和髓质、神经核和神经节、神经和纤维束的能力；具有理解颈丛皮支阻滞麻醉的解剖学基础；具有分析方肩、翼状肩、猿掌、垂腕和爪形手发生原因的能力；具有理解胸神经皮支的节段性分布是判断脊髓损伤平面和麻醉平面的应用基础；具有理解肌间沟臂丛阻滞麻醉的解剖学基础，并了解最新的臂丛阻滞麻醉技术；具有理解腹股沟疝修补术应保护神经的解剖学基础；具有分析坐骨神经痛发生原因的能力；具有分析钩状足和马蹄内翻足发生原因的能力。

素质、情感价值观目标：脊髓虽然是较为低级的中枢，但作为神经系统不可或缺的重要组成部分而存在，自身也可以完成一些简单的反射。看起来没那么复杂或高端的事物也可以发挥关键作用。

二、实验要求

（1）通过颈部神经标本观察颈丛皮支和膈神经的组成、行程和分布。

（2）通过上肢神经标本观察肌皮神经、正中神经、尺神经、桡神经、腋神经的发起部位、行程及肌支支配的肌群，观察手部皮肤的神经分布。

（3）通过胸神经标本观察胸神经前支的行程、分布及皮支的节段性。

（4）通过腰骶丛标本和下肢神经标本观察股神经、闭孔神经的组成、行程、主要分支、分布范围，观察坐骨神经、胫神经、腓总神经、腓浅神经、腓深神经主要分支、分布范围。

三、实验重点和难点

实验重点：颈丛的组成和位置，膈神经行程和分布，臂丛的组成、位置及主要分支，胸神经前支在胸、腹壁皮肤的节段性分布，股神经行程和分布，骶丛的构成、坐骨神经分支、分布及临床意义。

实验难点：脊神经的纤维成分，翼状肩和爪形手的形成，胸神经皮支的节段性分布的临床应用，钩状足和马蹄内翻足形成的原因。

四、实验方法

观察标本、模型和数字人，观看教学录像。

五、实验内容

（一）总论

观察内容：通过神经系统概观标本观察。周围神经系统通常分为三部分：脊神经、脑神经和内脏神经。脊神经与脊髓相连，分布于躯干和四肢；脑神经与脑相连，主要分布于头面部；内脏神经的传入和传出纤维随脑神经和脊神经分布于心血管、内脏和腺体组织。

（二）脊神经（spinal nerve）

观察内容：通过神经系统概观标本和脊神经标本观察。脊神经共有31对，包括颈神经8对、胸神经12对、腰神经5对、骶神经5对和尾神经1对。每对脊神经连于一个脊髓节段，由前根（运动性）和后根（感觉性）组成。脊神经的前、后根在椎间孔处合为脊神经后，立即分为4个支，即前支、后支、脊膜支和交通支。

前支：是最粗大的分支，主要分布于躯干前、外侧部及四肢的肌肉和皮肤。前支除胸、腹部保持明显的节段性分布外，其余各支在到达所支配器官前相互交织，形成4个神经丛，即颈丛、臂丛、腰丛和骶丛。

后支：较细小，发出后走向躯干背侧，分布于项部、背部、腰部，保留明显的节段性。

脊膜支：细小，经椎间孔返回椎管，分布于脊髓的被膜等处。

交通支：包括灰交通支和白交通支，连于脊神经与交感干之间。

1. 颈丛（cervical plexus）

观察内容：通过颈丛标本观察。颈丛由第1~4颈神经前支组成，位于胸锁乳突肌上部深面。颈丛的分支有皮支和肌支，主要分支有：

（1）枕小神经：沿胸锁乳突肌的后缘上行，分布于枕部及耳廓背面上部的皮肤。

（2）耳大神经：沿胸锁乳突肌的表面向耳垂方向上行，分布于耳廓及附近皮肤。

（3）颈横神经：横过胸锁乳突肌表面前行，分布于颈前部皮肤。

（4）锁骨上神经：辐射状行向下方和下外侧，分布于颈侧区、胸壁上部和肩部的皮肤。

（5）膈神经：为混合性神经，沿前斜角肌前面下行，在锁骨下动、静脉之间经胸廓上口入胸腔，与心包膈血管伴行经肺根前方，在纵隔胸膜与心包间下行，于膈的中心腱附近穿入膈。其运动纤维支配膈肌，感觉纤维分布于胸膜、心包和膈下面的部分腹膜，右膈神经还分布到肝和胆囊表面的浆膜。

2. 臂丛（brachial plexus）

观察内容：通过臂丛标本观察。臂丛由第5~8颈神经前支和第1胸神经前支大部分组成。臂丛自斜角肌间隙穿出，行于锁骨下动脉后上方，经锁骨后方进入腋窝，行程中臂丛5个根的纤维经过分离组合，最后围绕腋动脉形成内侧束、外侧束和后束，由此3束再分出若干神经。臂丛的分支主要有：

（1）胸长神经：经臂丛后方进入腋窝，沿胸侧壁前锯肌表面下行并支配该肌。此神经损伤表现为"翼状肩"。

（2）肩胛背神经：穿中斜角肌向后越过肩胛提肌，在肩胛骨与脊柱间下行，分布于菱形肌和肩胛提肌。

（3）肩胛上神经：起自臂丛上部，向后经肩胛上切迹进入冈上窝，分布于冈上肌、冈下肌和肩关节。

（4）肌皮神经：自臂丛外侧束发出，向外斜穿喙肱肌，在肱二头肌和肱肌之间下行，发出肌支分布于此三肌。其皮支在肱二头肌下端外侧穿出深筋膜，分布于前臂外侧的皮肤，称前臂外侧皮神经。

（5）正中神经：由发自臂丛内侧束和外侧束的两个根合成，沿肱二头肌内侧沟，伴肱动脉下行到肘窝，在前臂指浅、深屈肌之间沿前臂正中线下行经腕管至手掌。正中神经在臂部无分支，在肘部和前臂发出肌支支配除肱桡肌、尺侧腕屈肌和指深屈肌尺侧半以外的所有前臂前群肌。在手掌支配除拇收肌以外的鱼际肌和第1、2蚓状肌。皮支支配手掌桡侧2/3的皮肤、桡侧3个半指的掌面皮肤，以及其中节和远节指背皮肤（图14-1）。

（6）尺神经：发自臂丛内侧束，沿肱动脉内侧向后下走行，经肱骨内上髁后方的尺神经沟进入前臂，在尺侧腕屈肌深面随尺动脉下行，至桡腕关节上方发出手背支，本干在豌豆骨桡侧分为浅、深两支入手掌。尺神经肌支支配尺侧腕屈肌和指深屈肌尺侧半、小鱼际肌、拇收肌、全部骨间肌和第3、4蚓状肌；皮支在手掌分布于小鱼际和尺侧1个半手指皮肤，手背分布于手背尺侧半和尺侧2个半手指皮肤（图14-1）。

（7）桡神经：发自臂丛后束，在肱动脉后方下行入桡神经沟，至肱骨外上髁上方穿出肱桡肌和肱肌之间，分为浅、深两支。浅支在肱桡肌深面伴行于肱动脉外侧，至前臂下1/3位置离开肱动脉转向背面，走行至前臂的背面至手背；深支穿旋后肌至前臂背面，行于浅、深伸肌间。桡神经肌支支配肱三头肌、肱桡肌及前臂后群所有伸肌和旋后肌，皮质分布于臂、前臂背侧和手背桡侧半及桡侧2个半手指皮肤（图14-1）。

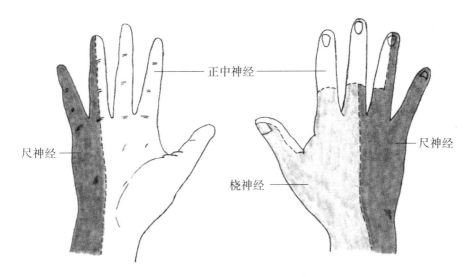

图14-1 手部皮神经的分布

（8）腋神经：发自臂丛后束，自腋窝向后伴旋肱后血管穿四边孔，绕肱骨外科颈至三角肌深面。腋神经肌支支配三角肌和小圆肌，皮支分布于肩部和臂外侧区上部的皮肤。

3. 胸神经前支（anterior branch of the thoracic nerve）

观察内容：通过胸神经前支标本观察。胸神经前支共12对，其中第1～11胸神经前支行于相应肋间隙中，称肋间神经，第12胸神经前支行于第12肋下方，称肋下神经。肋间神经在肋间内、外肌之间，肋间血管下方沿肋沟前行，至腋中线附近发出外侧皮支后，继续向前内侧走行。肋间神经和肋下神经的肌支分布于肋间肌和腹前外侧壁诸肌，皮支呈节段性分布于胸、腹壁皮肤（如T_2相当胸骨角平面，T_4相当乳头平面，T_6相当剑突平面，T_8相当肋弓下缘平面，T_{10}相当脐平面，T_{12}相当脐至耻骨联合连线中点平面）。

4. 腰丛（lumbar plexus）

观察内容：通过腰骶丛标本观察。腰丛由第12胸神经前支一部分、第1～3腰神经前支和第4腰神经前支一部分组成。腰丛位于腰大肌深面。腰丛组成后立即发出肌支支配髂腰肌和腰方肌；在腰后壁标本上观察，腰大肌深面、腰椎横突前方可见腰丛的其他分支。

（1）髂腹下神经：自腰大肌外缘穿出，在腰方肌前面行向外下，经髂嵴上方进入腹横肌与腹内斜肌之间，在腹股沟管浅环上方2 cm处浅出皮下。肌支支配腹壁肌，皮支分布于臀外侧部、腹股沟区及下腹部皮肤。

（2）髂腹股沟神经：在髂腹下神经下方，于髂前上棘处穿入腹横肌与腹内斜肌之间前行，经腹股沟管由浅环穿出。肌支支配腹壁肌，皮质分布于腹股沟部和阴囊（或大阴唇）的皮肤。

（3）生殖股神经：自腰大肌前面穿出后，在腹股沟韧带上方分为生殖支和股支。生殖支分布于阴囊皮肤和提睾肌（女性随子宫圆韧带至大阴唇皮肤），股支分布于股三角部的皮肤。

（4）股外侧皮神经：自腰大肌外侧缘向外下，分布于大腿外侧面皮肤。

（5）股神经：在腰大肌外侧缘与髂肌之间下行，经腹股沟韧带深面在股动脉外侧进入股三角内，随即分为数支。肌支支配耻骨肌、股四头肌和缝匠肌；皮支分布于股前皮肤，其最长的一支为隐神经，在大腿与股动脉伴行，进入收肌管，在小腿与大隐静脉伴行，分布于小腿内侧面及足内侧缘皮肤。

（6）闭孔神经：自腰大肌内侧缘穿出，沿骨盆侧壁向前下行穿过闭孔，至大腿内侧区。肌支支配大腿肌内侧群肌，皮质分布于大腿内侧部皮肤。

5. 骶丛 （sacral plexus）

观察内容：通过腰骶丛标本和下肢神经标本观察。骶丛由第4腰神经前支的一部分和第5腰神经前支合成的腰骶干、全部骶神经和尾神经的前支组成。骶丛位于骶骨和梨状肌前面。骶丛发出短小的肌支支配梨状肌、闭孔内肌和肛提肌等，其他主要分支有：

（1）臀上神经：经梨状肌上孔向后出盆腔，支配臀中、小肌和阔筋膜张肌。

（2）臀下神经：经梨状肌下孔向后出盆腔，支配臀大肌。

（3）阴部神经：经梨状肌下孔出盆腔，经坐骨小孔入坐骨肛门窝，分支分布于肛门、会阴部和外生殖器的肌肉和皮肤。

（4）股后皮神经：经梨状肌下孔出盆腔，至臀大肌下缘浅出，分布于股后面和腘窝的皮肤。

（5）坐骨神经：经梨状肌下孔出盆腔，在臀大肌深面下行，在股骨大转子与坐骨结节之间下行至股后面，在股二头肌深面下行至腘窝上方分为胫神经和腓总神经。坐骨神经在股后发出肌支支配大腿后群肌。胫神经沿腘窝中线向下，伴胫后动脉下行至内踝后方分为足底内侧神经和足底外侧神经入足底，分布于膝关节、小腿后群肌、足底肌及小腿后面和足底皮肤。腓总神经沿腘窝外侧缘下行，绕腓骨颈向前，穿过腓骨长肌分为腓深神经和腓浅神经：腓深神经支配小腿前群肌及足背肌，末支分布于第1～2趾背面相对缘皮肤；腓浅神经支配腓骨长、短肌，末支分布于小腿前外侧面、足背及第2～5趾背面相对缘皮肤。

腕管综合征（carpal tunnel syndrome）是周围神经卡压综合征中最常见的一种，又叫"鼠标手"，一般多发于以手部动作为主的职业人群。沉迷于打游戏、写微博、发微信等，已成为其重要诱因。电子产品给我们生活带来巨大便利，但同时对身体也带来很多损伤。对于电子产品，我们应该辩证对待，尽可能趋利避害，合理有度地使用电子产品。

六、案例分析

患者某，男性，39岁，跑步时不慎扭伤右踝关节，随即出现关节疼痛、肿胀，并感觉行走困难，送医院检查后诊断为右腓总神经损伤。请问：①腓总神经的走行和分布范围如何？②腓总神经损伤后会出现哪些症状？

七、思考题

（1）请在标本上指出颈丛、臂丛、腰丛、骶丛的组成和位置。
（2）试述臂丛的主要分支有哪些？并说明各分支的分布范围。
（3）试述胸神经前支的节段性分布。

实验二十一　脑神经、内脏神经系统

一、学习目标

知识目标：归纳12对脑神经的性质、连接脑的部位、进出颅腔的位置；归纳12对脑神经的纤维成分和走行；阐述脑神经与脊神经的区别；了解球后麻醉，三叉神经封闭，睫状神经节，翼腭神经节，下颌下神经节，耳神经节；概括交感神经的低级中枢；阐述椎旁节和椎前节的位置及其节后纤维分布；概括副交感神经的低级中枢；阐述内脏大神经、内脏小神经、腰内脏神经及盆内脏神经的来源、纤维联系及分布概况；说出重要器官的牵涉性痛区域；了解内脏感觉神经丛。

能力目标：能区别脑神经和脊神经性质的不同；具有理解临床实施三叉神经封闭的解剖学基础；能理解脑神经7种纤维成分的作用；具有分析颅前窝骨折发生嗅觉减退和脑脊液外漏的原因的能力；具有分析面部感染与眼外肌运动障碍的相关性的能力；具有掌握分析不同部位损伤导致面神经受损后的不同临床表现的解剖学基础；具有理解内脏运动神经与躯体运动神经的区别的能力；具有区别白交通支和灰交通支的能力。

素质、情感价值观目标：通过脑神经进出颅腔的位置排列，阐述人体结构排列之精巧，彼此关联；教育学生要打好基础，培养良好的职业素养；鼓励学生积极利用规律高效做事，培养学生求新探索的科学精神。

二、实验要求

（1）通过脑神经标本观察对应脑神经的连脑部位、进出颅部位、行程、分支和分布。

（2）通过交感干标本观察交感干（包括椎旁节）的位置和组成，观察主要椎前节的名称、位置，观察内脏大、小神经的组成、联系及节后纤维分布情况。

三、实验重点和难点

实验重点：视神经、动眼神经、滑车神经、展神经、三叉神经、面神经在颅外的分支、迷走神经、副神经、舌下神经，交感神经和副交感神经的主要区别。

实验难点：脑神经与脊神经的区别，脑神经连脑部位、进出颅的部位和性质，交感神经和副交感神经的主要区别。

四、实验方法

观察标本、模型和数字人，观看教学录像。

五、实验内容

（一）脑神经（cranial nerves）

观察内容：通过神经系统概观标本和脑神经标本观察。脑神经共有12对，分别为：Ⅰ嗅神经、Ⅱ神神经、Ⅲ动眼神经、Ⅳ滑车神经、Ⅴ三叉神经、Ⅵ展神经、Ⅶ面神经、Ⅷ前庭蜗神经、Ⅸ舌咽神经、Ⅹ迷走神经、Ⅺ副神经、Ⅻ舌下神经。按照各脑神经所含的主要纤维成分和功能，可将12对脑神经分为感觉性神经（第Ⅰ、Ⅱ、Ⅷ对脑神经）、运动性神经（第Ⅲ、Ⅳ、Ⅵ、Ⅺ、Ⅻ对脑神经）和混合性神经（第Ⅴ、Ⅶ、Ⅸ、Ⅹ对脑神经）。

1. 嗅神经（olfactory nerve）

观察内容：嗅神经起自嗅区鼻黏膜内的嗅细胞，其中枢突聚集成数条嗅丝，合称嗅神经，向上穿筛孔连于嗅球。嗅神经属于特殊内脏感觉神经，传导嗅觉。

2. 视神经（optic nerve）

观察内容：视神经起自视网膜节细胞，其轴突穿过巩膜形成视神经，在眶内行向后内，穿视神经管入颅中窝，连于视交叉，再经视束止于间脑外侧膝状体。视神经属于特殊躯体感觉神经，传导视觉冲动。

3. 动眼神经（oculomotor nerve）

观察内容：动眼神经自中脑脚间窝出脑，经海绵窦外侧壁向前穿眶上裂入眶。动眼神经属于运动性神经，其躯体运动纤维起自动眼神经核，支配提上睑肌、上直肌、下直肌、内直肌和下斜肌；内脏运动纤维（副交感纤维）起自动眼神经副核，其节前纤维进入睫状神经节（副交感神经节，位于眶后部、外直肌与视神经之间）换元后，节后纤维支配睫状肌和瞳孔括约肌。

4. 滑车神经（trochlear nerve）

观察内容：滑车神经起自滑车神经核，自中脑背侧下方出脑后，先绕大脑脚至脑底，再向前穿入海绵窦外侧壁，经眶上裂入眶。滑车神经属于躯体运动神经，支配上斜肌。

5. 三叉神经（trigeminal nerve）

观察内容：三叉神经为混合性神经，含有特殊内脏运动纤维和一般躯体感觉纤维。特殊内脏运动纤维始于三叉神经运动核，组成三叉神经运动根自脑桥腹侧面与小脑中脚移行处出脑，纤维随下颌神经经卵圆孔出颅，分布至咀嚼肌（运动根内还含有至三叉神经中脑核的一般躯体感觉纤维，传导咀嚼肌的本体感觉）。一般躯体感觉纤维胞体位于三叉神经节（位于颞骨岩部尖端前面的三叉神经压迹处），其假单极神经元的中枢突自脑桥腹侧面入脑，止于三叉神经脑桥核和三叉神经脊束核，周围突组成三大分支，即眼神经、上颌神经和下颌神经，分布于头面部皮肤、眼、鼻及口腔的黏膜、牙、脑膜等。

（1）眼神经：眼神经经海绵窦的外侧壁，穿眶上裂入眶，其主干延续为粗大的额神经。额神经在眶顶骨膜与上睑提肌之间前行，分为眶上神经和滑车上神经。眶上神经经眶上孔出眶分布于额顶和上睑部皮肤，滑车上神经经滑车上方出眶分布于鼻背和内眦部皮肤。眼神经的其他分支还有泪腺神经（分布于泪腺、上睑和外眦附近皮肤）和鼻睫神经（分布于鼻背、眼睑、泪囊、筛窦、鼻腔黏膜等，其分支睫状长神经进入眼球分布于角膜、虹膜和睫状体等）。

（2）上颌神经：上颌神经经海绵窦外侧壁穿圆孔出颅，进入翼腭窝，再经眶下裂入眶，改名为眶下神经。眶下神经经眶下沟、眶下管出眶下孔达面部，上颌神经出眶前发出上牙槽中、前支，出眶后分支分布于眼睑及睑裂与口裂之间的皮肤。上颌神经的分支还有上牙槽后神经（自翼腭窝处发出，与上牙槽中、前支组成上牙槽神经丛）、翼腭神经（自翼腭窝处发出2~3条细小分支连于翼腭神经节）和颧神经（自翼腭窝处发出，来自面神经的副交感神经纤维经颧神经至泪腺神经控制泪腺分泌）。

（3）下颌神经：下颌神经经卵圆孔出颅达颞下窝，即发出肌支支配咀嚼肌。下颌神经出颅后，向后发出2个分支，而后合成1条耳颞神经（经下颌关节深面穿腮腺上行，分布于耳屏、外耳道及颞区皮肤，并接受来自舌咽神经的副交感纤维，控制腮腺分泌）。下颌神经向下发出3条较大的分支，从前向后依次为颊神经（沿颊肌表面前行，分布于颊部皮肤和黏膜）、舌神经（沿下颌支深面下行至下颌下腺上方入舌，分布于口底及舌前2/3黏膜，传导一般躯体感觉；并接受来自面神经鼓索的味觉纤维和副交感纤维，传导舌前2/3味觉，控制舌下腺和下颌下腺分泌）和下牙槽神经（经下颌孔入下颌管，自颏孔穿出改名为颏神经，分布于下颌牙、牙龈、颏部及下唇的皮肤和黏膜）。

6. 展神经（abducent nerve）

观察内容：展神经起自脑桥的展神经核，自脑桥延髓沟中线两侧出脑，经海绵窦穿眶上裂入眶。展神经属于躯体运动神经，支配外直肌。

7. 面神经（facial nerve）

观察内容：面神经为混合性神经，含有起自面神经核的特殊内脏运动纤维、起自上泌涎核的一般内脏运动纤维和终于孤束核的特殊内脏感觉纤维。面神经自延髓脑桥沟外侧出入脑后，经内耳门进入内耳道，穿过内耳道底经鼓室的内侧壁的面神经管，达鼓室后壁，垂直下行由茎乳孔出颅，再向前穿经腮腺达面部，在腮腺前缘处呈辐射状发出颞支、颧支、颊支、下颌缘支和颈支5个分支，支配面部表情肌和颈阔肌。面神经在面神经管起始部有膝神经节，由内脏感觉神经元胞体组成。面神经在面神经管内还发出鼓索、岩大神经、镫骨肌神经等分支。

（1）鼓索：鼓索在面神经出茎乳孔前发出，穿过鼓室至颞下窝，从后方汇入舌神经。鼓索内含一般内脏运动纤维和特殊内脏感觉纤维：一般内脏运动纤维在下颌下神经节（副交感神经节，位于下颌下腺和舌神经之间）内换元后，其节后纤维分布于下颌下腺和舌下腺，支配其分泌活动；特殊内脏感觉纤维来自膝神经节，随舌神经分布于舌前2/3黏膜的味蕾，传导味觉。

（2）岩大神经：岩大神经于膝神经节处离开面神经，出颞骨经破裂孔向前至翼腭窝，进入翼腭神经节（副交感神经节，位于翼腭窝）内换元后，其节后纤维分布于泪腺及鼻、腭部的黏液腺，支配其分泌活动。

（3）镫骨肌神经：镫骨肌神经于面神经管垂直部上段发出，向前支配镫骨肌。

8. 前庭蜗神经（vestibulocochlear nerve）

观察内容：前庭蜗神经与面神经共同经内耳门入颅后窝，与延髓脑桥沟外侧部，紧邻面神经外侧入脑。前庭蜗神经为特殊躯体感觉神经，由前庭神经和蜗神经两部分组成，分别传导平衡觉和听觉。

（1）前庭神经：前庭神经节位于内耳道底部，由双极神经元胞体聚集而成，其周围突分布于内耳的球囊斑、椭圆囊斑和壶腹嵴中的毛细胞，中枢突组成前庭神经，与蜗神经同行入脑，止于脑桥的前庭神经核群和小脑绒球小结叶等部。

（2）蜗神经：蜗神经节（螺旋神经节）位于耳蜗的蜗轴内，由双极神经元胞体聚集而成，其周围突分布于内耳螺旋器（corti 器）的毛细胞，中枢突组成蜗神经，与前庭神经同行入脑，止于脑桥的蜗神经腹侧核和背侧核。

9. 舌咽神经（glossopharyngeal nerve）

观察内容：舌咽神经自延髓橄榄后方出入脑后，经颈静脉孔出颅腔，在颈内动、静脉之间下行，然后呈弓形向前，经舌骨舌肌深面至舌根，沿途分支分布于舌、咽等部。

舌咽神经为混合性神经，含有5种纤维成分。特殊内脏运动纤维起自疑核，支配茎突咽肌。一般内脏运动纤维起自下泌涎核，其节前纤维在耳神经节（副交感神经节，位于卵圆孔下方）换元后，节后纤维分布于腮腺，管理其分泌活动。一般内脏感觉纤维和特殊内脏感觉纤维的胞体位于下神经节，其周围突分布于舌后1/3、软腭、咽、咽鼓管、鼓室及颈动脉窦和颈动脉小球等部，中枢突入脑终于孤束核，分别传导一般内脏感觉和味觉。一般躯体感觉纤维的胞体位于上神经节，其周围突分布于耳后皮肤，中枢突入脑终于三叉神经脊束核，传导一般感觉。

10. 迷走神经（vagus nerve）

观察内容：迷走神经自延髓橄榄后沟中部出入脑后，经颈静脉孔出颅腔，在颈内、颈总动脉与颈内静脉之间的后方下行至颈根部，经胸廓上口入胸腔。在胸部，左、右迷走神经走行和位置不同，左迷走神经在左颈总动脉与左锁骨下动脉之间下降至主动脉弓前面，经左肺根后方至食管前面，与交感神经的分支吻合交织构成左肺丛和食管前丛，并向下延续为迷走神经前干；右迷走神经经右锁骨下动脉前面，沿气管右侧下降，在肺根后方转至食管后面，与交感神经分支吻合交织构成右肺丛和食管后丛，向下延续为迷走神经后干。迷走神经前、后干向下与食管一起穿膈的食管裂孔进入腹腔，分为胃前支、肝支、胃后支和腹腔支，分布于胃至结肠的消化管、肝、胰、脾、肾等脏器。

迷走神经为混合性神经，含有4种纤维成分。特殊内脏运动纤维起自疑核，支配咽喉肌。一般内脏运动纤维起自迷走神经背核，发出的副交感节前纤维至脏器周围或器官内的副交感神经节换元后，节后纤维分布到胸、腹腔的脏器，控制平滑肌、心肌和腺体的活动。一般内脏感觉纤维的胞体位于下神经节，其周围突分布于胸、腹腔的脏器，中枢突终于孤束核，传导一般内脏感觉。一般躯体感觉纤维的胞体位于上神经节，其周围突分布于硬脑膜及耳廓和外耳道的皮肤，中枢突终于三叉神经脊束核，传导一般感觉。迷走神经在颈部的分支主要有喉上神经、颈心支、耳支、咽支和脑膜支等，在胸部的分支主要有喉返神经、支气管支、食管支和胸心支等。

（1）喉上神经：喉上神经发自下神经节，沿颈内动脉内侧下行，于舌骨大角处分为内、外两支，可在甲状舌骨膜侧面寻找内支，在甲状腺上动脉内侧寻找细小的外支。

（2）喉返神经：左、右喉返神经的起始和行程有所不同。左喉返神经在左迷走神经越过主动脉弓前方处发出，勾绕主动脉弓的下缘向后上行返回颈部；右喉返神经在右迷走神经跨过右锁骨下动脉前方处发出，向后下勾绕右锁骨下动脉上行返回颈部。在颈部，左、右喉返神经沿气管食管沟的两侧上行，至甲状腺侧叶深面环甲关节后方入喉，称喉下神经。

11. 副神经 （accessory nerve）

观察内容：副神经为运动性神经，包括起自疑核的特殊内脏运动纤维组成的颅根和起自副神经脊髓核的一般躯体运动纤维组成的脊髓根两部分，颅根从延髓橄榄后沟迷走神经根下方出脑后，与从椎管内上行经枕骨大孔入颅腔的脊髓根一起经颈静脉孔出颅，出颅后分为内、外两支：内支加入迷走神经分布于咽肌；外支经颈内动、静脉之间，向后外斜穿胸锁乳突肌，自其后缘上、中1/3交点附近浅出，再穿入斜方肌，支配此二肌。

12. 舌下神经 （hypoglossal nerve）

观察内容：舌下神经起自舌下神经核，在延髓前外侧沟出脑，经舌下神经管出颅，在颈内动、静脉之间下行，穿颏舌肌入舌。舌下神经属于躯体运动神经，支配舌内肌和大部分舌外肌。

脑神经名称歌诀

一嗅二视三动眼，四滑五叉六外展；

七面八庭九舌咽，迷副舌下十二全。

脑神经性质歌诀

感觉神经一二八，运动舌副动展滑；

五七九十是混合，所有神经都记下。

脑神经出入颅部位歌诀

视管有视嗅筛孔，眼滑展动眶上裂；

下颌卵圆上颌圆，舌咽迷副静脉孔；

面前庭蜗内耳门，舌下舌下神经管。

（四）内脏神经系统（visceral nervous system）

观察内容：通过交感干、交感神经节标本和数字人解剖系统观察。内脏神经系统是神经系统的一个组成部分，其中枢部位于脑和脊髓，周围部包括内脏运动神经和内脏感觉神经。内脏运动神经主要分布于内脏、心血管、平滑肌和腺体，其功能通常不受人意志控制，故又称为自主神经系统。内脏感觉神经主要负责将分布于内脏和心血管等处的内感受器所感受到的刺激信息传递到各级中枢。

1. 内脏运动神经（visceral motor nerve）

观察内容：内脏运动神经根据形态、功能和药理特点，可分为交感神经和副交感神经两部分。交感神经的中枢部位于脊髓第1胸段至第3腰段的侧角，周围部由交感神经节（椎旁节或椎前节）、交感干、神经和神经丛组成。副交感神经的中枢部位于脑干的内脏运动核和位于第2～4骶段的骶副交感核，周围部包括副交感神经节（器官旁节或壁内节）及进出此神经节的节前纤维和节后纤维。

（1）交感神经：交感神经节分为椎旁节和椎前节两类。椎旁节又称交感干神经节，位于脊柱两旁，每侧各有20～24个椎旁节借节间支连成一条呈串珠状的结构为交感干，上起自颅底，下至尾骨，前方左、右两干合并于单一的奇神经节；椎旁节借白交通支（节前纤维）和灰交通支（节后纤维）与脊神经之间存在纤维联系。椎前节位于脊柱前方，包括腹腔神经节、主动脉肾神经节、肠系膜上神经节和肠系膜下神经节等。

（2）副交感神经：颅部的副交感神经节（器官旁节）较大，包括睫状神经节、翼腭神经节、耳神经节和下颌下神经节4对，其节前纤维分别随第Ⅲ、Ⅶ、Ⅸ、Ⅹ对脑神经走行，在副交感神经节换元后，节后纤维分布到各自管理的效应器（详见脑神经部分）。脊髓第2～4骶段的骶副交感核发出的节前纤维，随骶神经出骶前孔后离开骶神经，组成盆内脏神经，加入盆丛，分支分布到所支配脏器的器官旁节或壁内节换元，节后纤维支配结肠左曲以下的消化管、盆腔器官的平滑肌和腺体。

（3）内脏神经丛：交感神经、副交感神经和内脏感觉神经常在血管周围或脏器附近互相交织成神经丛，再由神经丛发出分支分布于胸、腹和盆腔的脏器。主要的内脏神经丛有以下几个：心浅丛位于主动脉弓下方、右肺动脉前方；心深丛位于主动脉弓和气管杈之间；肺丛位于肺根的前、后方；腹腔丛位于腹腔干和肠系膜上动脉根部周围（丛内主要含有腹腔神经节、肠系膜上神经节和主动脉肾神经节等）；腹主动脉丛位于腹主动脉前面及两侧；上腹下丛位于第5腰椎体前面、腹主动脉的末端及分叉处；下腹下丛位于直肠的两侧及前面。

2. 内脏感觉神经（visceral sensory nerve）

观察内容：内脏感觉神经通过内脏感受器接受来自内脏的刺激，将内脏感觉性冲动传到中枢。内脏感觉神经元为假单极神经元，其胞体位于脑神经节或脊神经节内。传导内脏感觉的脑神经节包括膝状神经节、舌咽神经下神经节和迷走神经下神经节，其周围突分别随面神经、舌咽神经和迷走神经分布于内脏器官和心血管，中枢突也随上述神经进入脑干，终于孤束核。位于脊神经节的内脏感觉神经元周围突随交感神经和盆内脏神经分布于内脏器官和血管，中枢突经脊神经后根进入脊髓，终于灰质后角。

　　牵涉性痛（referred pain）是某些内脏器官病变时，常在体表的一定区域产生感觉过敏或疼痛感。所以任何事情不能只看表面的现象，要学会深入思考，通过现象看到本质，由表及里，治标治本。

六、案例分析

患者某，女性，42岁，晨起后左侧口角歪斜，刷牙漏水，吹气漏风，咀嚼无力，左眼睑闭合困难，无明显头痛、头晕，步行来医院就诊。请问：①该患者可能是哪个神经发生病变？②说明该神经的分布范围和损伤后的主要表现。

七、思考题

（1）分布于舌的神经有哪些？各有何作用？
（2）分布于视器的神经有哪些？各有何作用？
（3）试比较交感神经和副交感神经有何异同？

脑神经概要

顺序和名称	核的名称和性质	出入脑部位	出入颅部位	分布范围
Ⅰ 嗅神经		嗅球	筛孔	鼻腔嗅黏膜
Ⅱ 视神经		外侧膝状体	视神经管	眼球视网膜
Ⅲ 动眼神经	动眼神经核（运） 动眼神经副核（副）	脚间窝	眶上裂	上、下、内直肌，下斜肌，上睑提肌，瞳孔括约肌，睫状肌
Ⅳ 滑车神经	滑车神经核（运）	下丘下方	眶上裂	上斜肌
Ⅴ 三叉神经	三叉神经中脑核（感） 三叉神经脑桥核（感） 三叉神经脊束核（感） 三叉神经运动核（运）	脑桥基底部与小脑中脚交界处	眶上裂、圆孔、卵圆孔	额、顶及颜面部皮肤，眼球及眶内结构，口、鼻腔黏膜，舌前2/3黏膜，牙与牙龈，咀嚼肌
Ⅵ 展神经	展神经核（运）	延髓脑桥沟锥体上方	眶上裂	外直肌
Ⅶ 面神经	面神经核（运） 上泌涎核（副） 孤束核（感）	延髓脑桥沟展神经根外侧	内耳门→内耳道→面神经管→茎乳孔	面肌，颈阔肌，泪腺，下颌下腺，舌下腺，鼻腔及腭腺体，舌前2/3味蕾
Ⅷ 前庭蜗神经	前庭神经核（感） 蜗神经核（感）	延髓脑桥沟面神经根外侧	内耳门	壶腹嵴、球囊斑及椭圆囊斑、螺旋器
Ⅸ 舌咽神经	疑核（运） 下泌涎核（副） 孤束核（感） 三叉神经脊束核（感）	延髓橄榄后沟上部	颈静脉孔	咽肌，腮腺，咽壁，鼓室黏膜，颈动脉窦，颈动脉小球，舌后1/3黏膜及味蕾，耳后皮肤

续表

顺序和名称	核的名称和性质	出入脑部位	出入颅部位	分布范围
IX迷走神经	疑核(运) 迷走神经背核(副) 孤束核(感) 三叉神经脊束核(感)	延髓橄榄后沟中部	颈静脉孔	咽喉肌,胸腹腔脏器的平滑肌、腺体、心肌,胸腹腔脏器及咽、喉的黏膜,硬脑膜,耳部及外耳道皮肤
XI副神经	疑核(运) 副神经脊髓核(运)	延髓橄榄后沟下部	颈静脉孔	随迷走神经至咽喉肌、胸锁乳突肌、斜方肌
XII舌下神经	舌下神经核(运)	锥体外侧	舌下神经管	舌内肌和舌外肌

注：（运）代表躯体运动神经；（感）代表感觉神经；（副）代表副交感（内脏运动）神经。

第十五章 ●

神经传导路

实验二十二　神经传导路

一、学习目标

知识目标：熟悉躯干、四肢的本体感觉和精细触觉的传导通路并能充分运用；熟悉头面、躯干、四肢的痛、温觉及粗触觉的传导通路并能充分运用；熟悉视觉传导通路及瞳孔对光反射通路并能充分运用；熟悉锥体束的组成、行程、位置、交叉及对运动性核团的支配并能充分运用；概述听觉传导通路；归纳骨骼肌随意运动上、下两级神经元管理的基本情况；概括锥体外系的组成及机能概念；描述内脏感觉传导通路、平衡觉传导通路；说出锥体外系的传导通路；了解神经传导通路相关递质。

能力目标：具有分析重要感觉传导路（上行）的能力，能辨析这些纤维束的传导功能；能熟练分辨视觉传导路损伤，能够按症状分析其损伤部位。

素质、情感价值观目标：努力学习，掌握扎实的基本功和认真仔细的敬业精神；培养学生敬畏生命、救死扶伤的职业精神。

二、实验要求

通过神经传导路模型、挂图、课件和数字人解剖系统观察相应神经传导路的组成、各级神经元胞体的位置、纤维走行路径等。

三、实验重点和难点

实验重点：本体感觉传导通路，躯干、四肢的痛、温觉和粗触觉传导通路，头面部的痛、温觉和触觉传导通路，视觉传导通路及瞳孔对光反射通路，皮质脊髓束、皮质核束，锥体外系的概念。

实验难点：瞳孔对光反射通路，躯干、四肢的本体感觉和精细触觉的传导通路，锥体束的组成、行程、位置、交叉及对运动性核团的支配，锥体外系的传导通路。

四、实验方法

观察标本、模型和数字人，观看教学录像。

五、实验内容

（一）概述

观察内容：通过传导路挂图、模型和数字人观察。感受器接收到各种内、外环境刺激后，将其转变成神经冲动，通过传入神经上行传递到大脑皮层及其他相应中枢产生感觉；同时，大脑皮层发出指令性神经冲动，通过传出神经下行传递到周围躯体和内脏效应器，引起效应。故根据神经传递的方向，神经系统的传导通路可分为感觉传导通路（上行传导通路）和运动传导通路（下行传导通路）两大类。

（二）感觉传导通路（sensory pathway）

观察内容：感受器接受外界刺激后，将其转变为神经冲动，这些神经冲动传递至相应感觉中枢的途径称为感觉传导通路。感觉传导通路主要包括浅感觉、深感觉、视觉和听觉等，浅、深感觉的传导通路不同，头面部与躯干四肢的传导过程涉及的神经核团也不同，但感觉传导通路一般都由三级神经元构成，第一级神经元一般位于脊神经节或脑神经节内的节细胞，第二级神经元一般位于脊髓和脑干，第三级神经元一般位于间脑。

1. 本体感觉传导通路

观察内容：本体感觉也称深感觉，传递肌腱、关节、肌的位置觉、运动觉、振动觉和皮肤的精细触觉，该传导通路由三级神经元组成（图15-1）。①第一级神经元位于脊神经节内（假单极神经元），其周围突随脊神经分布至躯干四肢的肌、腱、关节的本体感受器或皮肤的精细触觉感受器，中枢突经后根进入脊髓在同侧后索上行，其中第5胸节以下的纤维形成薄束，第4胸节以上的纤维形成楔束，两束上行至延髓，分别止于薄束核和楔束核。②第二级神经元位于薄束核和楔束核，其发出的纤维向前绕过延髓中央灰质的腹侧，并左右交叉，称丘系交叉，交叉后的纤维在中央管两侧上行，为内侧丘系，行经延髓中线两侧、脑桥和中脑，止于背侧丘脑的腹后外侧核。③第三级神经元位于背侧丘脑的腹后外侧核，其轴突形成丘脑中央辐射，经内囊后肢，投射到大脑中央后回的上2/3和中央旁小叶的后部。

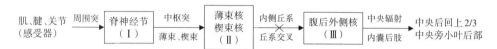

图15-1 本体感觉传导通路

2. 躯干和四肢的浅感觉传导通路

观察内容：浅感觉包括痛觉、温度觉和粗触觉，传递躯干和四肢浅感觉的传导通路由三级神经元组成（图15-2）。①第一级神经元位于脊神经节内，其周围突经脊神经分布于皮肤感觉器，中枢突经后根进入脊髓后角。②第二级神经元主要位于脊髓后角固有核，其发出的纤维经白质前连合交叉至对侧外侧索和前索中组成脊髓丘脑侧束和脊髓丘脑前束，两者在脊髓合称脊髓丘脑束，上行经延髓、脑桥和中脑内侧丘系的外侧，止于背侧丘脑的腹后外侧核。③第三级神经元位于背侧丘脑腹后外侧核，其轴突参与组成丘脑中央辐射，经内囊后肢，投射到中央后回上2/3和中央旁小叶的后部。

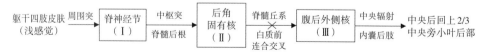

图15-2 躯干和四肢的浅感觉传导通路

3. 头面部的浅感觉传导通路

观察内容：传递头面部痛觉、温度觉和粗触觉的传导通路由三级神经元组成（图15-3）。①第一级神经元位于三叉神经节内（假单极神经元），其周围突经三叉神经分布于头面部皮肤和眼、口、鼻黏膜，中枢突组成三叉神经感觉根入脑桥，其中传导痛、温觉的纤维下降止于三叉神经脊束核；传导触觉和压觉的纤维上升止于三叉神经脑桥核。②第二级神经元位于三叉神经脊束核和脑桥核，其发出的纤维交叉到对侧组成三叉丘脑束上升至背侧丘脑的腹后内侧核。③第三级神经元位于背侧丘脑腹后内侧核，其轴突参与组成丘脑中央辐射，经内囊后肢，投射到中央后回下1/3。

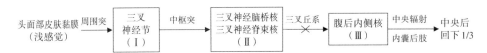

图15-3 头面部的浅感觉传导通路

4. 视觉传导通路

观察内容：视觉传导通路由三级神经元组成（图15-4）。①第一级神经元是位于视网膜的双极细胞，其周围突连接视网膜上的感光细胞（视锥细胞和视杆细胞），中枢突止于视网膜节细胞。②第二级神经元是位于视网膜的节细胞，其轴突在视神经盘处汇合形成视神经，两侧视神经交互形成视交叉（来自双眼视网膜鼻侧半的纤维交叉，颞侧半的纤维不交叉）并延续为视束，视束向后绕过大脑脚，止于后丘脑的外侧膝状体。③第三级神经元位于外侧膝状体，发出的纤维组成视辐射，经内囊后肢投射到枕叶距状沟上、下的皮质（视觉区）。

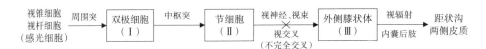

图15-4 视觉传导通路

瞳孔对光反射通路（pupil light reflex pathway）

瞳孔对光反射是指光照一侧瞳孔可引起两眼瞳孔缩小，其中受照侧的瞳孔缩小称直接对光反射，受照对侧瞳孔缩小称间接对光反射。该反射通路为：光线→视网膜感光细胞（视锥细胞和视杆细胞）→双极细胞→节细胞→视神经→视交叉→视束→顶盖前区→双侧动眼神经副核→动眼神经→睫状神经节→瞳孔括约肌→双侧瞳孔缩小。

5. 听觉传导通路

观察内容：听觉传导通路由四级神经元组成（图15-5）。①第一级神经元是位于蜗神经节内的双极细胞，其周围突分布于内耳的螺旋器，中枢突组成蜗神经，与前庭神经一起经内耳道入颅，在延髓和脑桥交界处入脑，止于蜗腹侧核和蜗背侧核。②第二级神经元位于蜗神经核，发出的纤维大部分交叉至对侧形成斜方体，折向上行形成外侧丘系，少部分纤维不交叉，加入同侧外侧丘系。外侧丘系的纤维大部分止于下丘，少部分止于同侧内侧膝状体。③第三级神经元位于下丘，其纤维经下丘臂止于内侧膝状体。④第四级神经元位于内侧膝状体，其纤维组成听辐射，经内囊后肢投射到大脑皮质的颞横回（听觉区）。

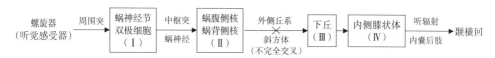

图15-5　听觉传导通路

（三）运动传导通路（motor pathway）

观察内容：运动传导通路指从大脑皮质至躯体运动和内脏活动效应器的神经联系，由上运动神经元和下运动神经元组成；躯体运动传导通路主要为锥体系和锥体外系。

1. 椎体系（pyramidal system）

观察内容：椎体系调节骨骼肌的随意运动，由上运动神经元和下运动神经元两级神经元组成。上运动神经元为锥体细胞，胞体位于中央前回和中央旁小叶前部及其他一些皮质区域，其轴突组成下行的椎体束，其中，终止于脊髓前角细胞的纤维束称为皮质脊髓束，终止于脑干的脑神经运动核的纤维束称为皮质核束（或皮质脑干束）。下运动神经元为脊髓前角细胞和脑神经运动核，其轴突分布至所要支配的效应器。

（1）皮质脊髓束

皮质脊髓束由大脑皮质中央前回中上部和中央旁小叶前部的锥体细胞轴突集合而成，纤维束下行经内囊后肢的前部、大脑脚底中3/5的外侧部和脑桥基底部至延髓椎体。在椎体下端，大部分纤维（75%～90%）交叉至对侧形成椎体交叉，交叉后在对侧脊髓外侧索下行称为皮质脊髓侧束，逐节止于前角细胞，主要支配四肢肌。小部分纤维不交叉，直接在同侧脊髓前索下行称为皮质脊髓前束（该束仅达脊髓上胸段），皮质脊髓前束的纤维大部分经白质前连合逐节交叉至对侧，止于对侧前角细胞，主要支配上肢肌和躯干肌；少部分不交叉，止于同侧前角细胞，这些纤维主要支配躯干肌。

（2）皮质核束

皮质核束由大脑皮质中央前回下部的锥体细胞轴突集合而成，纤维束下行经内囊膝至大脑脚底中3/5的内侧部，在下行过程中陆续发出纤维至相应的脑神经运动核，其中大部分纤维终止于双侧的脑神经运动核（动眼神经核、滑车神经核、展神经核、三叉神经运动核、疑核、副神经脊髓核和面神经核上部），小部分纤维交叉到对侧，终止于对侧面神经核下部和舌下神经核。故只有面神经核下部和舌下神经核接受单侧（对侧）皮质核束的支配，其他脑神经运动核均接受双侧皮质核束纤维的支配。

2. 锥体外系（extrapyramidal system）

观察内容：锥体外系指锥体系以外的所有下行运动传导通路，主要功能是调节肌张力、协调各肌群运动、维持姿势平衡、产生习惯性和节律性动作等，锥体系和锥体外系相互协调，共同完成各项复杂而精巧的随意运动。锥体外系的结构比较复杂，主要包括大脑皮质、纹状体、小脑、背侧丘脑、底丘脑、红核、黑质、脑桥核、前庭神经核和脑干网状结构以及它们的联络纤维等。锥体外系主要有4条基本环路（皮质→新状体→背侧丘脑→皮质环路；新纹状体→黑质环路；苍白球→底丘脑环路；皮质→脑桥→小脑→皮质环路），最后通过红核脊髓束、网状脊髓束等下行终止于脑神经运动核和脊髓前角细胞。

分离性感觉障碍（dissociative sensory disturbance）是感觉传导通路被破坏或功能受损时出现同一部位只有某种感觉障碍而其他感觉正常的一种现象。类似疾病的诊治需要具备扎实的解剖学知识。无论我们做什么事情，夯实基础至关重要，没有坚实的基础知识储备，就难以在某个领域深入研究。

六、案例分析

患者某，女性，66岁，与人争吵后忽然失去知觉，急送医院检查，诊断为脑出血，治疗36 h后恢复意识，其后发现左侧上、下肢瘫痪，肌张力增高，腱反射亢进，左半身（包括面部）浅、深感觉障碍。两侧额纹对称，左侧鼻唇沟变浅，口角歪向右侧，伸舌偏左，双眼视野左侧半缺损。请问：①该患者病变部位可能在何处？②该患者哪些神经传导通路受损，依据如何？

七、思考题

（1）试分析针刺手背桡侧引起痛觉，其传导通路如何？

（2）试分析一侧视神经和一侧视束损伤时，分别可出现什么症状？

（3）试述面瘫有几种形式，分别有什么表现？

第十六章

脊髓和脑的被膜、血管和脑脊液

实验二十三　脊髓和脑的被膜、血管和脑脊液

一、实验目的和要求

知识目标：归纳脑和脊髓的被膜的层次关系，硬膜外隙和蛛网膜下隙及终池的位置；阐述硬脑膜的构成，大脑镰和小脑幕的位置，硬脑膜窦的位置和血液回流的途径；归纳海绵窦的位置、内容物及交通；概括脑的动脉来源，颈内动脉、椎动脉和基底动脉的主要分支和分布，大脑动脉环的构成和位置；概述蛛网膜下隙、小脑延髓池、终池位置及临床意义；归纳小脑下后动脉、大脑后动脉的分布范围；了解脑的静脉；描述脊髓的血液供应来源；了解脑的屏障。

能力目标：具有分析脊髓3层外膜的能力，能辨析其形成的间隙并了解临床应用；能运用脑脊液循环基本途径，分析脑脊液穿刺部位。

素质、情感价值观目标：通过了解严重威胁人类健康的高发病数据，引导医学生要建立职业使命感，培养其爱国爱民意识，树立救死扶伤，提高大众健康水平的目标。

二、实验要求

（1）通过脑脊髓被膜标本观察大脑镰、小脑幕、硬脑膜窦、蛛网膜粒的位置、组成，观察蛛网膜下腔、终池和小脑延髓池的位置，观察海绵窦的位置、内容物及交通。

（2）通过脑血管标本观察颈内动脉、椎动脉和基底动脉的行程及主要分支的分布概况，观察大脑动脉环的组成和交通。

（3）通过脑室标本和模型观察侧脑室、第三脑室、中脑水管、第四脑室的位置及脑脊液的产生和循环途径。

三、实验重点和难点

实验重点：脑的动脉来源；颈内动脉、椎动脉和基底动脉的主要分支和分布；大脑动脉环的构成和位置。

实验难点：海绵窦的位置、内容物及交通。

四、实验方法

观察标本、模型和数字人，观看教学录像。

五、实验内容

（一）概述

观察内容：对照脑和脊髓被膜标本观察。脑和脊髓的表面覆盖有软硬厚薄不同的3层被膜，从外向内依次为硬膜、蛛网膜和软膜，这些被膜起到保护脑和脊髓的作用。不同的被膜之间会形成腔隙，其中充满由各脑室脉络丛产生的脑脊液，脑脊液不仅在脑和脊髓周围形成水垫，起到缓冲和保护的作用，还对脑和脊髓起着营养、运输代谢产物及维持正常颅内压的作用。

（二）脊髓的被膜（capsule of spinal cord）

观察内容：通过脊髓被膜标本观察。脊髓的被膜从外向内分为硬脊膜、脊髓蛛网膜和软脊膜。

1. 硬脊膜（spinal dura mater）

观察内容：硬脊膜为厚而坚韧的管状膜，上端附着于枕骨大孔的周缘，与硬脑膜相延续；下端达第2骶椎水平，全长包绕脊髓和马尾；两侧在脊神经根穿出处，向外突出延续为脊神经外膜。硬脊膜与椎管之间的腔隙称硬膜外隙，内有疏松结缔组织、脂肪、淋巴管、脊神经根和椎内静脉丛，硬膜外隙不与颅内相通。硬脊膜与脊髓蛛网膜之间的潜在间隙称硬膜下隙。

2. 脊髓蛛网膜（spinal arachnoid mater）

观察内容：脊髓蛛网膜为一层半透明、无血管的结缔组织薄膜，紧贴在硬脊膜内，也包绕脊髓和马尾，上端与脑蛛网膜直接延续，下端达第2骶椎水平。脊髓蛛网膜与软脊膜之间的间隙称脊髓蛛网膜下隙，向上与脑蛛网膜下隙相通，在马尾周围扩大称终池，蛛网膜下隙充满脑脊液。

3. 软脊膜（spinal pia mater）

观察内容：软脊膜为紧贴脊髓外面的一层结缔组织膜，脊髓的血管走行在其表面，在脊髓两侧，脊神经根间软脊膜形成两条齿状韧带，齿尖向外侧，附于硬脊膜，有固定脊髓的作用。

（三）脑的被膜（capsule of the brain）

观察内容：通过硬脑膜和硬脑膜窦标本观察。脑的被膜从外向内由硬脑膜、脑蛛网膜和软脑膜构成。

1. 硬脑膜（cerebral dura mater）

观察内容：硬脑膜是由颅骨内膜和硬膜合成的厚而坚韧的双层膜，有丰富的神经和血管走行其间。硬脑膜内层向内折叠形成几个隔幕伸入脑裂间，对脑有承托和固定作用。①大脑镰：呈镰刀状，前附于鸡冠，后连于小脑幕，呈矢状位插入大脑纵裂内；②小脑幕：呈新月形，横向伸入大、小脑之间，后缘附于颞骨岩部上缘，前缘游离，呈凹形围成小脑幕切迹，其间有中脑通过，小脑幕下有小脑、脑桥、延髓和第四脑室；③小脑镰：位于小脑幕的下方并伸入左、右小脑半球之间；④鞍膈：位于蝶鞍的上方，封闭垂体窝，其中部有一孔，有漏斗通过。

硬脑膜窦：硬脑膜的一些部位内、外两层分开，内衬内皮细胞，形成硬脑膜窦，脑的静脉最后都注入硬脑膜窦。主要的硬脑膜窦有：①上矢状窦，纵贯大脑镰上缘的全长，呈三角形的腔隙，向后通窦汇；②下矢状窦，位于大脑镰的下缘内，向后通直窦；③直窦，位于大脑镰和小脑幕连接处，向后注入窦汇；④横窦，成对，位于横窦沟内，连接窦汇与乙状窦；⑤乙状窦，成对，乙状窦是横窦的延续，沿乙状窦沟达颈内静脉孔移行为颈内静脉；⑥海绵窦，位于蝶鞍两侧，交通广泛。

2. 脑蛛网膜 (cerebral arachnoid mater)

观察内容：脑蛛网膜位于硬脑膜的深面，与硬脑膜之间有潜在的间隙，易于分离。蛛网膜与软脑膜之间的间隙为蛛网膜下隙，通过枕骨大孔与脊髓蛛网膜下隙相通，蛛网膜下隙的某些部位扩大称为蛛网膜下池，如小脑与延髓之间的小脑延髓池。脑蛛网膜在上矢状窦的两侧形成许多绒毛状突起，突入上矢状窦内称为蛛网膜颗粒。

3. 软脑膜 (cerebral pia mater)

观察内容：软脑膜薄而富有血管，紧贴脑表面并深入脑的沟裂之中。在脑室附近，软脑膜、毛细血管和室管膜上皮构成脉络组织；有些部位脉络组织中的血管反复分支形成丛，连同其表面的软脑膜和室管膜上皮一起突入脑室内，形成脉络丛，产生脑脊液。

（四）脑的血管 (blood vessels of the brain)

观察内容：通过脑血管标本观察。

1. 脑的动脉 (artery of the brain)

观察内容：脑的动脉主要来源于颈内动脉和椎动脉。颈内动脉供应大脑半球前2/3和间脑一部分；椎动脉供应大脑半球后1/3、间脑后部、小脑和脑干。

（1）颈内动脉：颈内动脉自颈动脉管入颅后，向前穿过海绵窦，在视交叉两侧分为大脑前动脉和大脑中动脉。①大脑前动脉斜经视交叉上方，进入大脑纵裂内，沿胼胝体背侧向后行，分布于顶枕沟以前的半球内侧面和大脑半球背外侧面上缘部分；左右大脑前动脉进入大脑纵裂之前有前交通动脉相连，并在起始部发出数支中央支穿入脑髓质，供应豆状核、尾状核前部和内囊前肢。②大脑中动脉沿外侧沟向后走行，沿途发出分支分布于大脑半球的上外侧面，其起始段发出一排约数十支中央支，自前穿质入脑，分布于内囊膝、后肢、纹状体和背侧丘脑。

（2）椎动脉：左、右椎动脉自锁骨下动脉发出后向上穿过第6至第1颈椎横突孔，经枕骨大孔入颅，在脑桥基底部合成一条基底动脉，在脑桥上缘发出左、右大脑后动脉，沿途发出分支分布于脑干、小脑、枕叶和颞叶。

（3）大脑动脉环（Willis环）：由脑底的前交通动脉、大脑前动脉、颈内动脉、后交通动脉和大脑后动脉互相吻合形成的环状结构，不仅使颈内动脉系与椎动脉系相交通，而且使左、右大脑半球的动脉相联合，是一个潜在的侧支循环结构，对脑血管供应起调节和代偿作用。

2. 脑的静脉（vein of the brain）

观察内容：脑的静脉分为浅静脉和深静脉，不与动脉伴行，最后都汇入硬脑膜窦。浅静脉位于脑表面，有大脑上静脉、大脑中静脉和大脑下静脉，分别注入上矢状窦、海绵窦和横窦。深静脉收集大脑髓质、基底核、间脑和脑室脉络组织的静脉回流，汇集成大脑内静脉和大脑大静脉，最后注入直窦。

（五）脊髓的血管（blood vessels of the spinal cord）

观察内容：通过脊髓标本观察。脊髓的动脉有椎动脉和节段性动脉。椎动脉发出脊髓前动脉和脊髓后动脉，左、右脊髓前动脉沿延髓前面下降并汇合为一支进入椎管，沿脊柱前正中裂下行；左、右脊髓后动脉沿脊髓后外侧沟下行。脊髓的静脉主要有脊髓前静脉和脊髓后静脉，汇入硬膜外隙的椎内静脉丛。

（六）脑脊液及其循环（cerebral spinal fluid and its circulation）

观察内容：通过脑室标本观察。①脑室：脑室包括侧脑室、第三脑室、中脑水管和第四脑室。②脑脊液：脑脊液为充满脑室和蛛网膜下隙的无色透明液体，成人总量约150 mL，主要由各脑室的脉络丛产生，其中以侧脑室脉络丛（约占95%）为主。③脑脊液的循环途径：左、右侧脑室（经室间孔）→第三脑室（经中脑水管）→第四脑室（经正中孔和外侧孔）→蛛网膜下隙（经蛛网膜粒）→上矢状窦→窦汇→横窦→乙状窦→颈内静脉。

（七）脑屏障（brain barrier）

观察内容：脑屏障包括血-脑屏障、血-脑脊液屏障和脑脊液-脑屏障三部分。①血-脑屏障的结构基础是毛细血管内皮、基底膜和星形胶质细胞；②血-脑脊液屏障的结构基础是毛细血管内皮、基底膜、脉络丛上皮细胞间的闭锁小带；③脑脊液-脑屏障的结构基础是室管膜上皮、软脑膜和软膜下胶质膜。

脑卒中（stroke）是脑中风学名，是一种突然起病的脑血液循环障碍性疾病，具有高死亡率、高致残率与高复发率的特点。我国是卒中高发国家，每6 s就有一人卒中。2018年起，我国城乡居民死因排行榜中，脑血管占死因首位。这些疾病严重威胁着人类的健康，作为医学生，我们要关注这些数据，建立职业使命感，培养爱国爱民意识，树立救死扶伤的目标。

六、案例分析

患者某，男性，37岁，2周前因受凉感冒头疼，伴高热、寒战，其后头疼加重，呈刺跳痛。1周前开始出现喷射性呕吐，呕吐物为胃内容物。入院体检：体温39.5 ℃，嗜睡，瞳孔无异常，膝跳反射未引出，脑膜刺激征阳性。脑脊液检查示压力增高，并查出结核分杆杆菌。初步诊断为结核性脑膜炎。请问：①脑脊液是何处产生的，其循环途径如何？②脑脊液检查行腰椎穿刺术的最佳部位在何处？

七、思考题

（1）试述海绵窦的位置及穿行其中的结构。
（2）试述大脑动脉环的位置和组成，并说明其临床意义。

第十七章

内分泌系统

实验二十四　内分泌系统

一、学习目标

知识目标：熟悉人体主要的内分泌器官如甲状腺、甲状旁腺、垂体、肾上腺、胰腺、胸腺、松果体、生殖腺（睾丸/卵巢）等的位置和形态；熟悉这些内分泌器官所产生的激素及其功能。

能力目标：能够说明人体主要内分泌器官的位置和功能；能够通过激素水平分析临床常见内分泌疾病的病患部位。

素质、情感价值观目标：培养学生的家国情怀、全局观念、科学精神、职业素养。

二、实验要求

（1）通过内分泌系统概观标本观察甲状腺、甲状旁腺、垂体、肾上腺、胰腺、胸腺、松果体、生殖腺（睾丸/卵巢）的位置和形态。

（2）通过甲状腺和甲状旁腺标本观察甲状腺和甲状旁腺的位置和形态。

（3）通过肾上腺和胸腺标本观察肾上腺和胸腺形态。

三、实验重点和难点

实验重点：垂体、甲状腺、甲状旁腺、肾上腺。

实验难点：生殖腺。

四、实验方法

观察标本、模型和数字人，观看教学录像。

五、实验内容

（一）概述

观察内容：对照内分泌系统概观标本观察。内分泌系统由全身各部的内分泌腺组成，人体的内分泌腺有两种存在形式：一种是以腺上皮为主组成的独立器官，称为内分泌器官，如甲状腺、甲状旁腺、肾上腺、垂体、松果体和胸腺等；一种是由腺上皮组成某些器官的一部分，称为内分泌组织，如胰腺内的胰岛、睾丸内的间质细胞、卵巢内的卵泡和黄体、胸腺内的网状上皮细胞等。内分泌腺可分泌激素，并随血液运送到全身各处，对机体的生长、发育、生殖、新陈代谢等功能起着重要的促进和调节作用。

（二）垂体（pituitary gland）

观察内容：通过颅底标本、脑标本观察。垂体位于颅中窝蝶骨体上的垂体窝内，借垂体柄与下丘脑的漏斗相连。垂体呈横椭圆形，淡红色，成人垂体0.4～0.8 g。垂体分为腺垂体和神经垂体两部分，腺垂体包括远侧部、结节部和中间部，神经垂体包括神经部和漏斗部。垂体分泌促甲状腺激素、促肾上腺皮质激素和促性腺激素等，调节其他内分泌腺（如甲状腺、肾上腺和性腺等）的活动；分泌生长激素调节骨的生长发育。

（三）甲状腺（thyroid gland）

观察内容：通过甲状腺标本观察。甲状腺位于颈前部，舌骨下肌群深面。甲状腺略呈"H"形，棕红色，质柔软，由左、右两个侧叶和甲状腺峡组成。甲状腺分泌甲状腺素和降钙素，甲状腺素调节机体基础代谢并影响生长和发育，降钙素有降低血钙的作用，参与调节机体钙平衡。

（四）甲状旁腺（parathyroid gland）

观察内容：通过甲状旁腺标本观察。甲状旁腺位于甲状腺左、右侧叶的后面，为棕黄色的卵圆形小体，通常每侧有上、下各1个，两侧共4个（2对）。甲状旁腺分泌甲状旁腺激素，调节机体钙、磷代谢，维持血钙平衡。

（五）肾上腺（suprarenal gland）

观察内容：通过肾上腺标本观察。肾上腺左、右各一，分别位于左、右肾的上端，呈黄色，前后扁平，左肾上腺呈半月状，右肾上腺呈三角形。肾上腺实质分为浅部的皮质和深部的髓质两部分。肾上腺皮质球状带分泌盐皮质激素（醛固酮），调节水盐代谢；肾上腺皮质束状带分泌糖皮质激素，调节糖、蛋白质的代谢；肾上腺皮质网状带分泌性激素（孕酮、雌激素和雄激素），影响性行为和副性特征；肾上腺髓质分泌肾上腺素和去甲肾上腺素，调节心血管和内脏平滑肌的活动。

（六）松果体（pineal body）

观察内容：松果体位于上丘脑的缰连合后上方，以柄附于第三脑室顶的后部。松果体是一个椭圆形小体，色灰红，重约0.2 g，幼年时较发达，7岁左右开始退化，成体的松果体已退化。松果体主要分泌褪黑激素等，有影响睡眠、抑制性成熟等作用。

（七）胰岛（pancreatic islets）

观察内容：通过胰岛组织切片观察。胰岛是胰的内分泌部分，为大小不等、形状不一的细胞团，散在分布于胰组织中。胰岛主要分泌胰高血糖素、胰岛素等，参与调节糖代谢。

（八）胸腺（thymus gland）

观察内容：通过胸腺标本观察。胸腺位于上纵隔的前部，胸骨柄后方。胸腺分为左、右两叶，每叶呈扁条状或锥体形，两叶借结缔组织相连。胸腺在幼儿时期较发达，性成熟时可达25～40 g，此后逐渐退化萎缩。胸腺主要分泌胸腺素等，促使T淋巴细胞培育和发育成熟。

（九）生殖腺（genital gland）

观察内容：通过男、女性生殖系统标本观察。生殖腺的内分泌组织男女有别。①睾丸是男性生殖腺，位于阴囊内，产生精子和雄性激素。雄性激素由精曲小管之间的间质细胞产生。②卵巢是女性生殖腺，产生卵泡。卵泡壁的细胞主要产生雌激素，也可产生孕酮；卵泡排卵后残留在卵巢内的卵泡壁转变成黄体，可分泌孕激素和一些雌激素。

　　胰岛素（insulin）是由胰内的胰岛β细胞分泌的一种蛋白质激素。胰岛素参与调节糖代谢，控制血糖平衡，可用于治疗糖尿病。胰岛素于1921年由加拿大人F.G.班廷和C.H.贝斯特首先发现；1965年9月17日，中国科学家人工合成了具有全部生物活力的结晶牛胰岛素，它是第一个在实验室中用人工方法合成的蛋白质。同学们可以通过查阅资料了解这些前辈们的科研故事，学习他们艰辛励志、开拓创新的科研精神。

六、案例分析

　　患者某，女性，21岁，半年前无明显诱因出现心悸、乏力、消瘦、眼胀。入院体检示：体温36℃，脉搏96次/min，呼吸21次/min，双眼突出，甲状腺1度肿大；甲状腺功能检查示甲状腺功能亢进。请问：①甲状腺位于何处？试描述其形态和毗邻？②甲状腺的动脉与喉的神经位置关系如何？有何临床意义？

七、思考题

（1）请在标本上指出主要的内分泌器官。
（2）试述垂体的位置、形态和功能。

内分泌系统思维导图

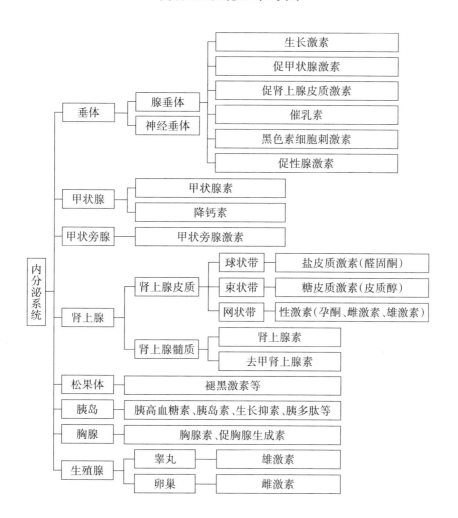

附录1 ●━━━━━━━━━━━━━━━━

系统解剖学实验课时计划

实验编号	实验名称	实验时数	实验编号	实验名称	实验时数
实验一	骨学总论、躯干骨	1	实验十三	循环系统总论、心	2
实验二	颅骨	2	实验十四	动脉	2
实验三	四肢骨	2	实验十五	静脉	1.5
实验四	骨连接	2	实验十六	淋巴系统	0.5
实验五	肌学总论、头颈肌	2	实验十七	视器	0.5
实验六	躯干肌	2	实验十八	前庭蜗器	0.5
实验七	四肢肌	2	实验十九	中枢神经系统	2
实验八	消化系统	2	实验二十	周围神经系统——总论、脊神经	2
实验九	呼吸系统	2	实验二十一	周围神经系统——脑神经、内脏神经系统	2
实验十	泌尿系统	1	实验二十二	神经传导路	1
实验十一	生殖系统	1.5	实验二十三	脑和脊髓的被膜、血管和脑脊液	1
实验十二	腹膜	0.5	实验二十四	内分泌系统	1
合计					36

附录2

人体解剖学实验室管理制度

1.凡进入实验室的各类人员，必须遵守实验室制度和安全规程，爱护公共财物，保持室内安静和整洁。

2.各班班长在首次实验前将本班名单递交实验代课老师处。每次实验结束后，认真搞好值日，保持窗台、实验台、地面的清洁；簸箕内不得存放垃圾，卫生工具冲洗干净后归于原处并摆放整齐。

3.未经许可任何人不得随意改动实验室内任何插头、插座、开关及电源线。

4.未经实验室负责人许可不得借出、移动、调换任何仪器设备。

5.丢失或损坏的物品，应按有关规定办理赔偿手续。

6.下班前，请检查门、窗、水、电和通风设施，做好防水、防火、防盗、防止意外事故发生的工作。

附录3

人体解剖学实验室守则

1.进入实验室应穿好白色工作服，必要时须戴手套和口罩。实验室内需保持安静和严肃的科学作风，不得无故迟到和早退。

2.每次实验前应预习实验指导，了解实验目的、方法和操作步骤。实验课时认真听取指导老师的讲解和指导。

3.每组同学实验前要明确分工，分别负责实验的操作、助手和记录等工作。每次实验的主要操作者可进行轮换，使每个同学都有操作的机会。

4.实验开始前，每个班应派实验小组的组长领取实验器材，根据清单仔细核查所领物品有无缺损，并妥善保管。

5.对已调试好的实验仪器的设置不可擅自更改，以免影响实验结果。

6.严禁亵渎大体老师和人体标本；爱护教学标本、模型、挂图等教具，不准私自将教具带出实验室。

7.严格遵守垃圾分类制度，严禁将人体组织混入普通垃圾，废弃的刀片、针头等尖锐物品应放入锐器盒。

8.仔细观察实验过程，认真记录实验结果并按照实验要求书写实验报告。

9.对在实验过程中造成实验器材和设备损坏的，应提交书面报告，说明原因。对玩弄实验设备、器材而造成损坏的，须写出书面报告，并酌情赔偿。

10.实验完毕后必须将器材清洗擦干，清点药品，手术器材要按清单归还。

11.实验结束后各组轮流安排值日打扫卫生，特别要注意水、电、门、窗及通风系统是否关闭，确保实验室安全。

参考文献

[1]高秀来.系统解剖学[M].第3版.北京:北京大学医学出版社,2013.

[2]柏树令.系统解剖学[M].第2版.北京:人民卫生出版社,2011.

[3]吴先国.人体解剖学[M].第4版.北京:人民卫生出版社,2002.

[4]高秀来.人体解剖学[M].第2版.北京:北京大学医学出版社,2009.

[5]武艳.系统解剖学[M].北京:科学出版社,2018.

[6]丁文龙,刘学政.系统解剖学[M].第9版.北京:人民卫生出版社,2018.

[7]张卫光,张雅芳,武艳.系统解剖学[M].第4版.北京:北京大学医学出版社,2018.

[8]刘方.人体解剖学[M].第3版.北京:人民卫生出版社,1994.

[9]杨振芳.人体解剖学[M].天津:天津大学出版社,2000.

[10]刘树伟,李瑞锡.局部解剖学[M].第8版.北京:人民卫生出版社,2013.

[11]刘星,刘学敏.局部解剖学[M].第1版.北京:人民卫生出版社,2020.

[12]郭国庆.系统解剖学实验指导[M].北京:北京大学医学出版社,2018.

[13]邵旭建,丁文龙.系统解剖学实验指导[M].北京:人民卫生出版社,2016.

[14]陈传好,李成.系统解剖学实验指导[M].合肥:中国科学技术大学出版社,2014.

[15]高秀来,余恩华.人体解剖学要点与自测[M].北京:北京大学医学出版社,2005.

[16]纪长伟.人体形态学[M].哈尔滨:黑龙江人民出版社,1999.

[17]杨志寅.执业助理医师手册[M].北京:华夏出版社,2001.